がんばることをやめられない

コントロールできない感情と「トラウマ」の関係

心療内科医
鈴木裕介

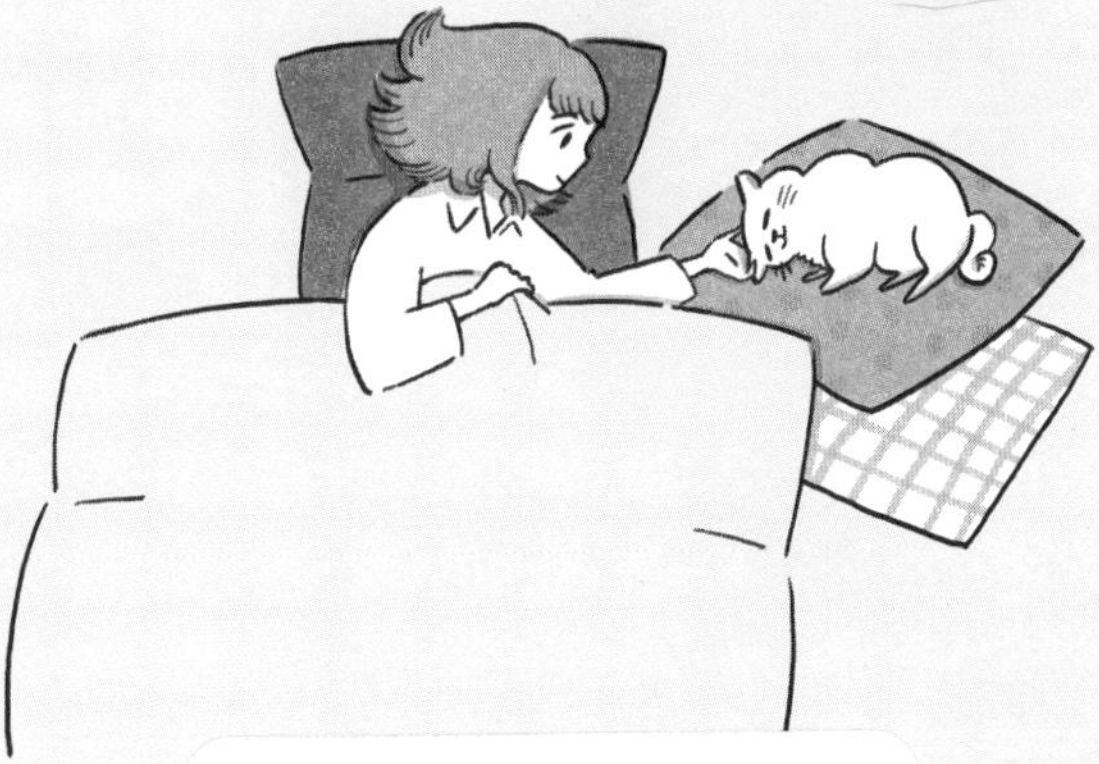

KADOKAWA

がんばることをやめられないFさんの話

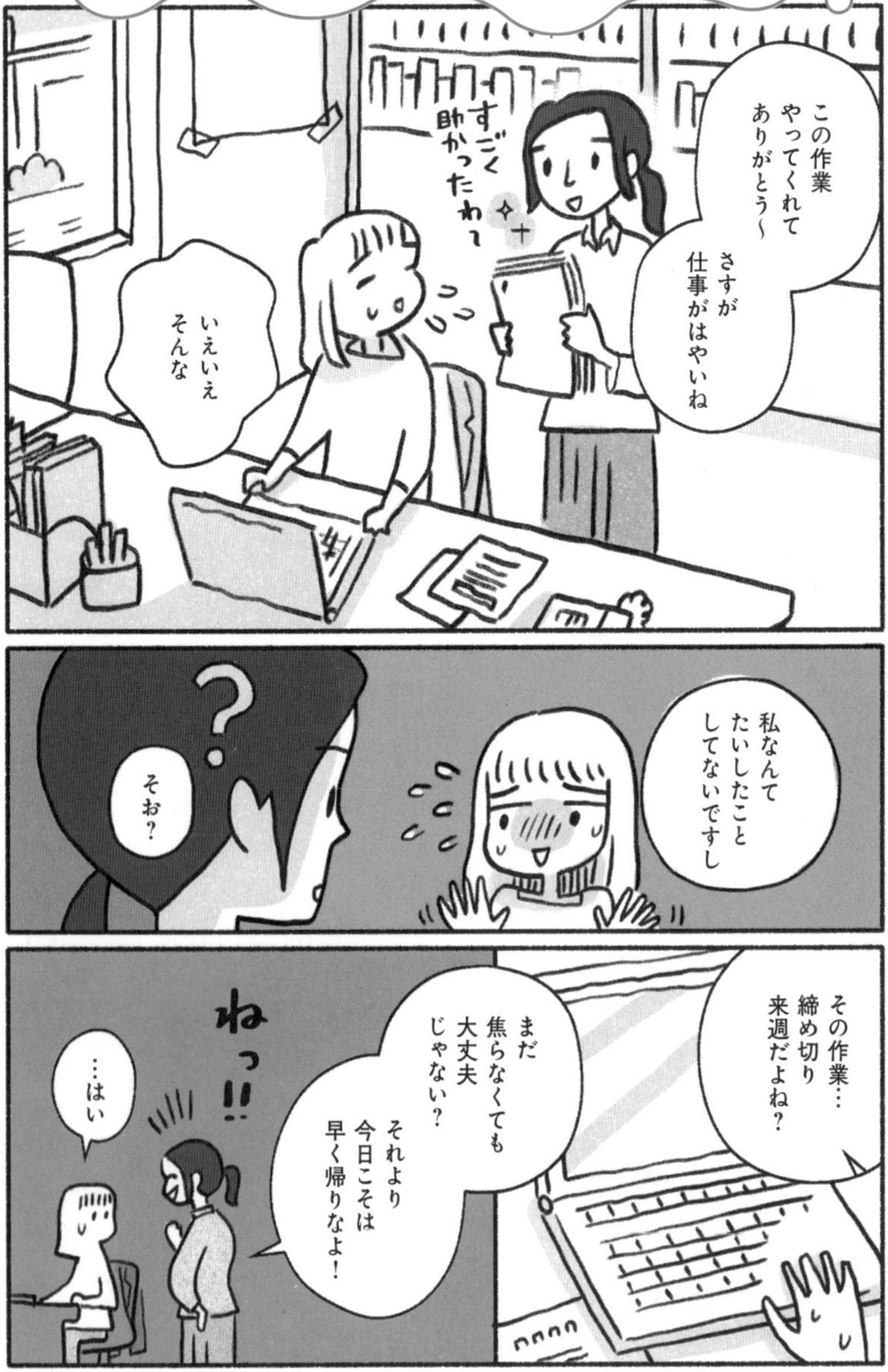

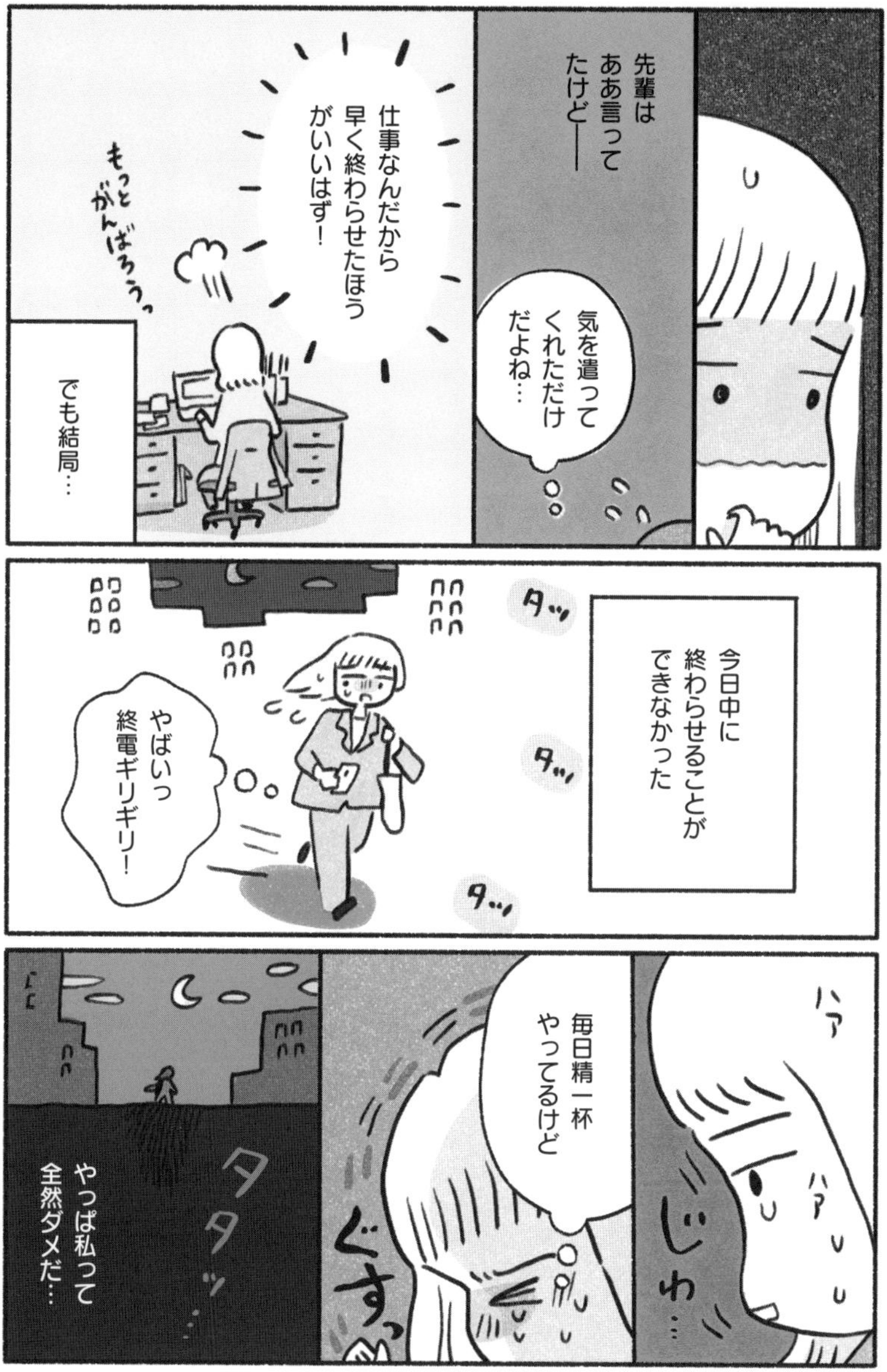
先輩はああ言ってたけど——
気を遣ってくれただけだよね…
仕事なんだから早く終わらせたほうがいいはず!
もっとがんばろうっ
でも結局…
今日中に終わらせることができなかった
タッ
タッ
タッ
やばいっ終電ギリギリ!
ハァ
ハァ
じわ…
毎日精一杯やってるけど
ぐすっ
タタタッ…
やっぱ私って全然ダメだ…

真面目だね、とよく言われる。
頼まれた仕事は断らないし、全力で応じる。
ありがたいことに、高く評価してもらえることも多い。
でも、「十分自分はがんばった」とか、
「このくらいでいいか」とはどうしても思えない。

昔から仲の良い友達にも、仕事の接待のように接してしまう。
自分のことはよくわからないし、
自己開示を迫ってくる人は苦手だ。
息をするように相手の期待を察して、
最適な言葉を選んで、相手が喜ぶように「寄せて」いる。

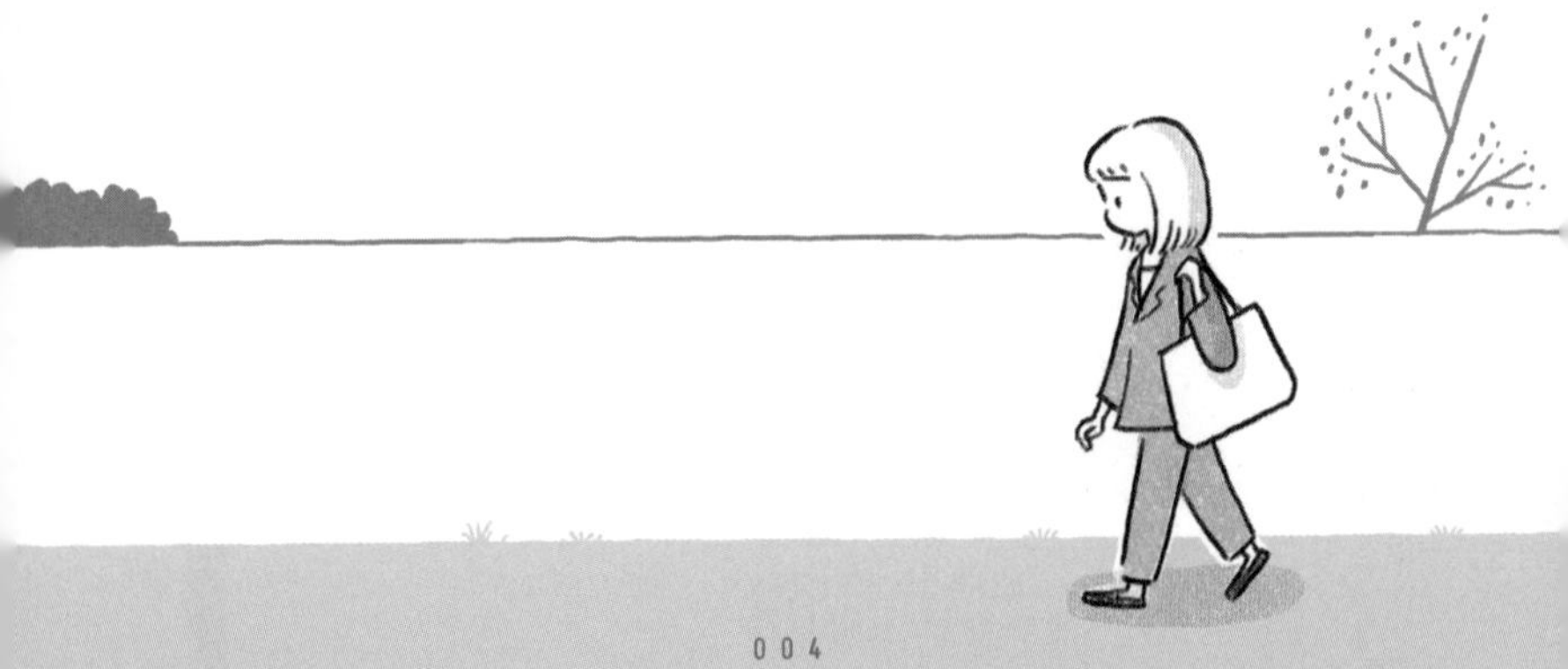

そうやって人と人の間で生まれるひずみを、
必死に埋め続けている。
それは自分がやらなきゃいけないし、
結局やりたいことでもあるのだと思う。

人からはよく「なんでそんなにがんばるの？」と
聞かれたりする。
なんでだろう。自分でもよくわからない。
そもそもがんばっている自覚もない。
その問いに答えるとしたら、
「それ以外の生き方をしたことがないから」だろうか。

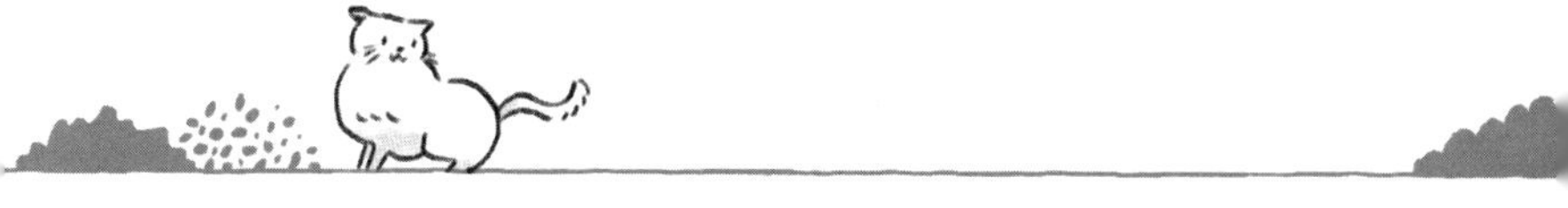

やさしいアドバイスの言葉はたくさん耳にする。
「失敗してもいいよ」とか、
「もっとサボったほうがいいよ」とか。
「たまには自分を褒めてあげよう」。
「もっとやりたいことをやりなよ」。
理屈はわかる。
でも、自分にそんな生き方は許されるはずもないと
どこかで思ってしまう。
そもそも、「やりたいこと」というか、
「自分」というものがないように感じる。
「自分らしく」生きていたり、
感情を思いきり発露していたり、
ときにワガママを通していたりする人を見ると、
心がざわつくけど、どこかうらやましくもある。

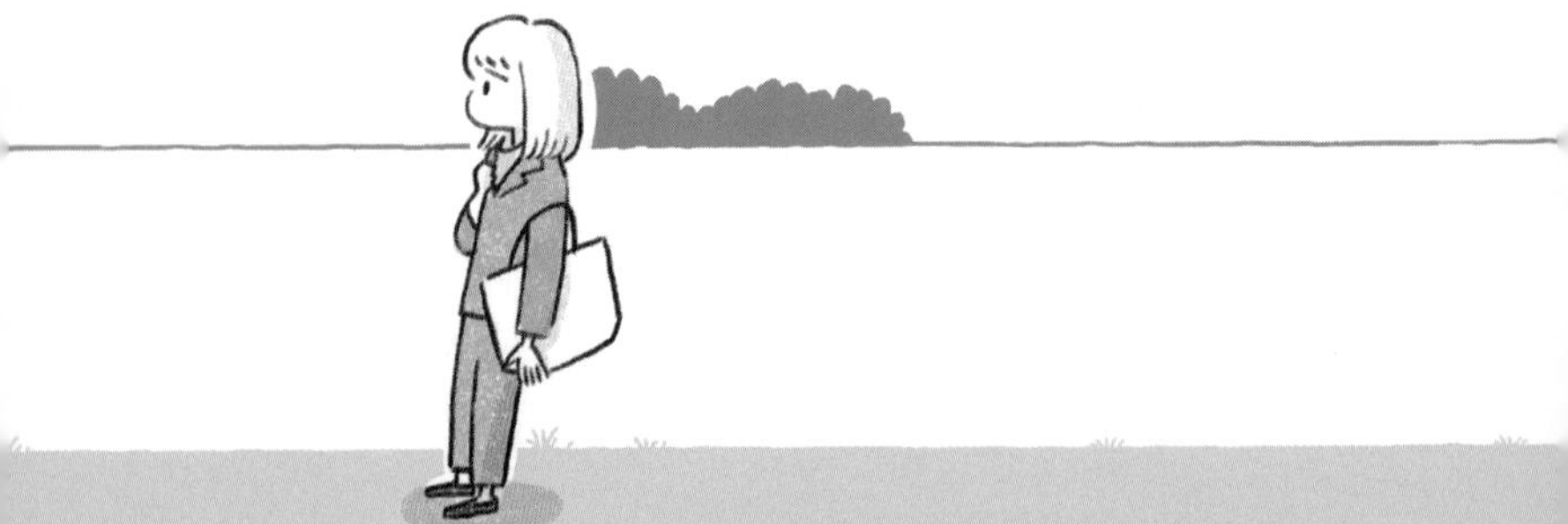

そして最近よく聞くようになった「自己肯定感」という言葉。
たぶん私に関係があるんだろうけど、
どこか他人事のように感じる。
その言葉自体が何か迫ってくるような感じがして、
好きではない。
自己肯定感が低いからといって、どうしろっていうのか。
そんな簡単じゃないよ。

でも、時々思うことがある。
自分は何をやっているんだろう。
この道のりはどこまで続くんだろうか。
こうやって、「だれかのために」走り続けることで、
私の人生は終わっていくのだろうか。

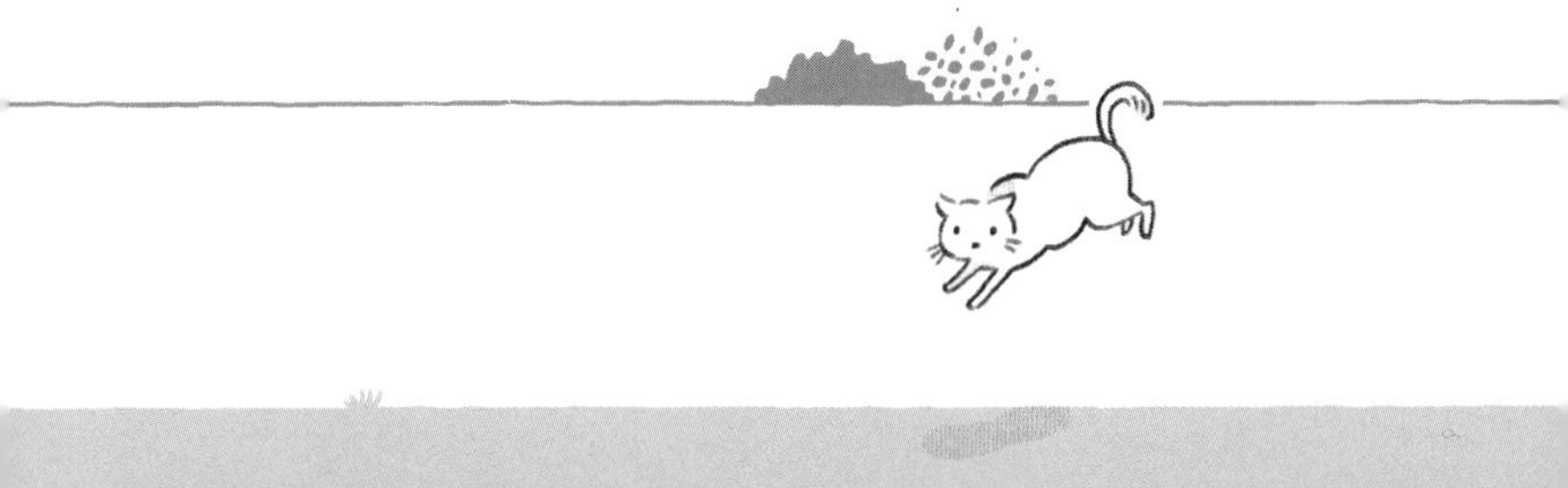

それだったらいっそのこと、どこかキリのいいところで
幕を引いてもらっても、かまわないような気もする。

ある種の魚は泳ぎを止めると、
酸素を取り込めずに死んでしまうらしい。
私も同じようなものかもしれない。
動き続ける苦しさはあるけれど、
止まることはもっと苦しい。
止まってしまうと、
もっと根本的な何かを失ってしまう気がする。
それがこわい。
私は一体いつからこんな気持ちを持っているんだろう。

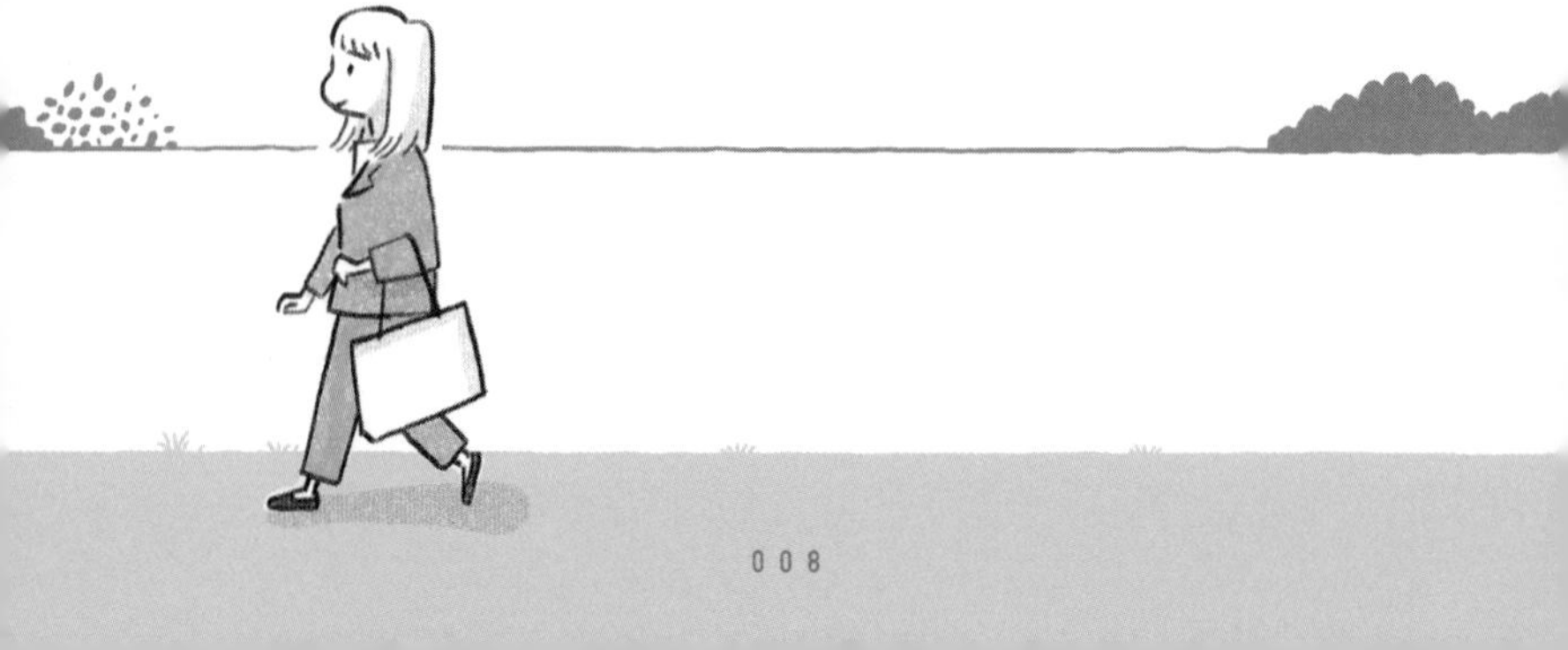

きっと私は、自分が壊れてしまうまで、
この道から下りられないだろうな。
いや、壊れてしまっても、
下りることなんて許されないかもしれない。

それでも。
もし他に違う生き方が、
もっと苦しくないやり方があるのなら、
だれか私に、そっと教えてくれませんか。

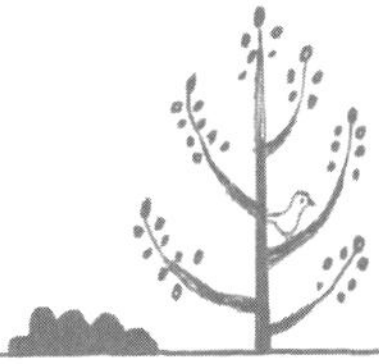

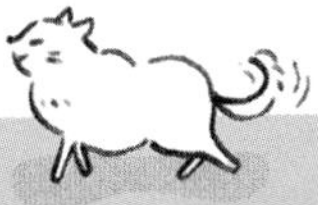

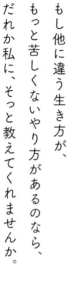

はじめに

この本を手に取っていただき、ありがとうございます。

私は都内で心療内科医をしている、鈴木裕介と申します。

プロローグで紹介したのは、過去に出会ったFさんのお話です。お話を聞いているとき、僕は「人生の手綱」という言葉を思い浮かべていました。

自分の人生を自分で決めているという感覚。それは、人生のコントロール感と言い換えてもいいかもしれません。


自分の人生で何を大事にするか。

何をやって、何をやらないか。

やるとしたら、いつやるか。どんなスピード感でやっていくか。

それらを自分で決められることは、健やかに生きる上でとても大事なことです。しかし残念ながら、さまざまな理由によってそれを困難だと感じている方が多いことも事実です。

がんばりたくないのに、がんばりすぎてしまう。

自分を抑えてまで、周りの期待に応えようとしてしまう。

そんな方に向けて、以前『NOを言える人になる』という本を書きました。

人生の手綱を自分で握ることができる、つまり他人の期待に応えるばかりではなく、自分の望みを自分で満たせるようになると、人生はより豊かなものになります。だから、自分と他人の境界線を意識して、その境界線を不当に超えようと（ラインオーバー）してくる人とは距離を取りましょう。

そうお伝えしたその本は『我慢して生きるほど人生は長くない』という本にリメイクして、とても多くの方に読んでいただきました。

本の中では、相手からの不当な要求を「お断り」する方法や、自分の希望を伝える力を育てる方法などを心理療法の考え方を交えて紹介しました。

しかし、日々診療を続ける中で、ある疑問を感じるようになってきました。

それは、「こうした内容だけでは冒頭のFさんのような方には届かないのではないか」ということです。

彼女のように「がんばることをやめられない」と話す別の方は、ご自身の生き方をこんなふうに表現していました。

「競走馬のように全力疾走するがんばる『わたし』がいて、仕事も生活も全部その子がすごい勢いで引っぱってくれる感じ。自分が動けるギリギリまでやらないと、その子に許されない気がする。本当の『私』は、その子の勢いに振り落とされないように、必死でしがみついているんです。苦しいけど、こわくて止まれない。止まってしまったらもう終わりで、何もかも失ってしまう気がするんです」

彼女の言うがんばる「わたし」には、理性や理屈ではとても抑えつけられないような強大で動物的なパワーがある印象を受けます。

この本はそんな本来の「私」とは異なる「わたし」の存在に困惑し、苦しんでいる方に届けたいと思って書きはじめました。

はじめに申し上げておきたいのは、これからお話しする内容は、「今すぐメンタルを整える方法」や「気軽にできるストレス解消法」などのティップス集ではない、ということです。

この本の役割は「フラグを立てること」だと考えています。

あなたが、自分と仲良くなれない「根本的な理由」は何か。

制御できない「わたし」とは、何者なのか。

それを知ってもらうことで、自分との付き合い方を変えるきっかけになるかもしれない。新しい視野を持つことができるかもしれない。

そういう願いにも似た気持ちで書きました。

とはいえ、そんなにシリアスになりすぎる必要はありません。そこそこマニアックな話もしていますが、なるべく平易な言葉でお伝えできるよう努めたつもりです。

何か役に立ちそうなことはあるかな〜、くらいの気楽な気持ちでページをめくってみてください。

第3章 私の中のいろんな「わたし」

第4章

「私」と「わたし」でつながりなおす

第1章

がんばりすぎるのはトラウマのせい？

コントロールできない自分が憎い

がんばりたくないのにがんばってしまう。こういった、自分をコントロールできない苦しみは、日常のさまざまな場面で存在します。

◎本当は余裕がなくて断りたいのに、笑顔で頼まれごとを引き受ける
◎大切に思っている相手から遠ざかりたいと感じ、離れる理由を探している
◎ときどき人が変わったように怒りを爆発させ、あとで後悔する

このように、自分の中に異なるベクトルの衝動が同時に存在することは、まさに自己矛盾そのものであり、引き裂かれるようなつらさがあるものです。

そして次第に、「自分は感情のコントロールができない人間だ」「人生を望む方

向に進められない無力な存在だ」という感覚が生まれ、自分を責めるようになります。

コントロールできない感情や衝動に引き裂かれそうになっているにもかかわらず、その苦痛をだれにも理解されないばかりか、自分自身が何をしたいのかわからず、どんどん自己嫌悪を深めてしまう。これほどつらいことはないでしょう。

断りたいのに断れない、逃げ出したいのに逃げられない。
幸せになりたいはずなのに、幸せになるのがこわい。
自分は接近したいのか、拒絶したいのか。何をしたいのかがわからない。

こうした矛盾と自己嫌悪が自分の中で積み重なるうちに、「私のようなちぐはぐな人間は、幸せになれるわけがないし、その価値もない」という負の信念のようなものを持つようになります。

これは「同一性（アイデンティティ）の障害」といわれるものです。

自分という存在に統一感がない、本当の自分がわからないという感覚が続くと、自分が「分裂」しているかのように感じるでしょう。

もちろん、矛盾や葛藤はだれにでもあるものです。たとえば、「夜中にラーメン食べたいな、でも太るからやめようかな」といったレベルのもの。これと「自分の分裂」はどう違うのでしょうか。

重要なのは、葛藤が自分の意識の中で起こっているか、そうでないかということです。

公園のシーソーと、それを見ている自分をイメージしてみてください。ラーメンを食べたい衝動は、「ラーメンを食べようかな」と「太るからやめようかな」という2つの気持ちがシーソーの両側に乗っているのを、そばにいる自分が把握できている状態です。自分が意識できる範囲の中で、異なる欲求によって揺れ動いているという葛藤ですね。

通常の葛藤

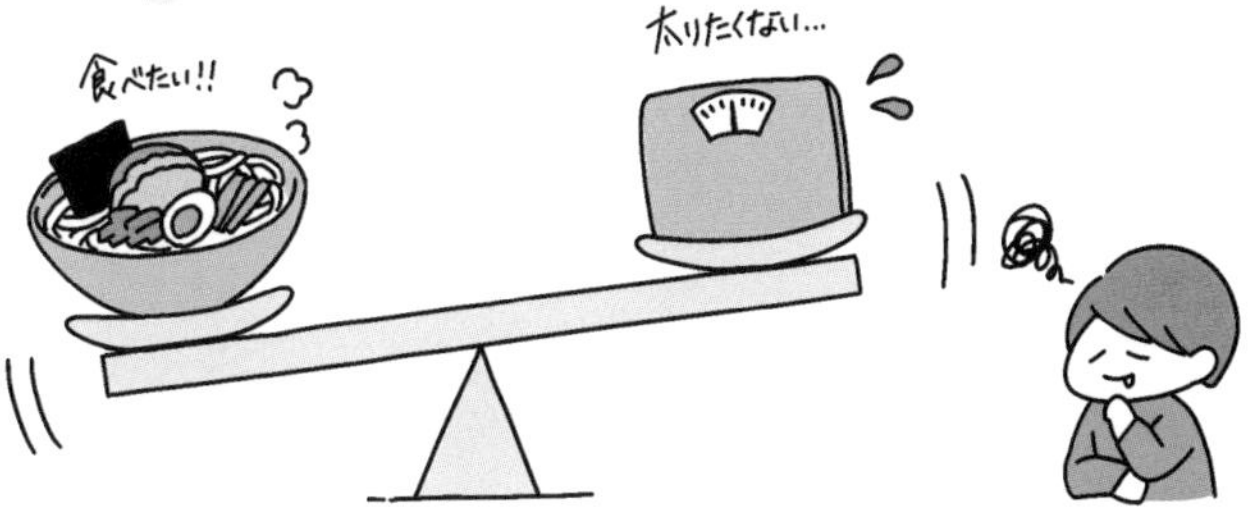

2つの気持ちが揺れ動いて、自分がそれを把握できている状態

自分が分裂する葛藤

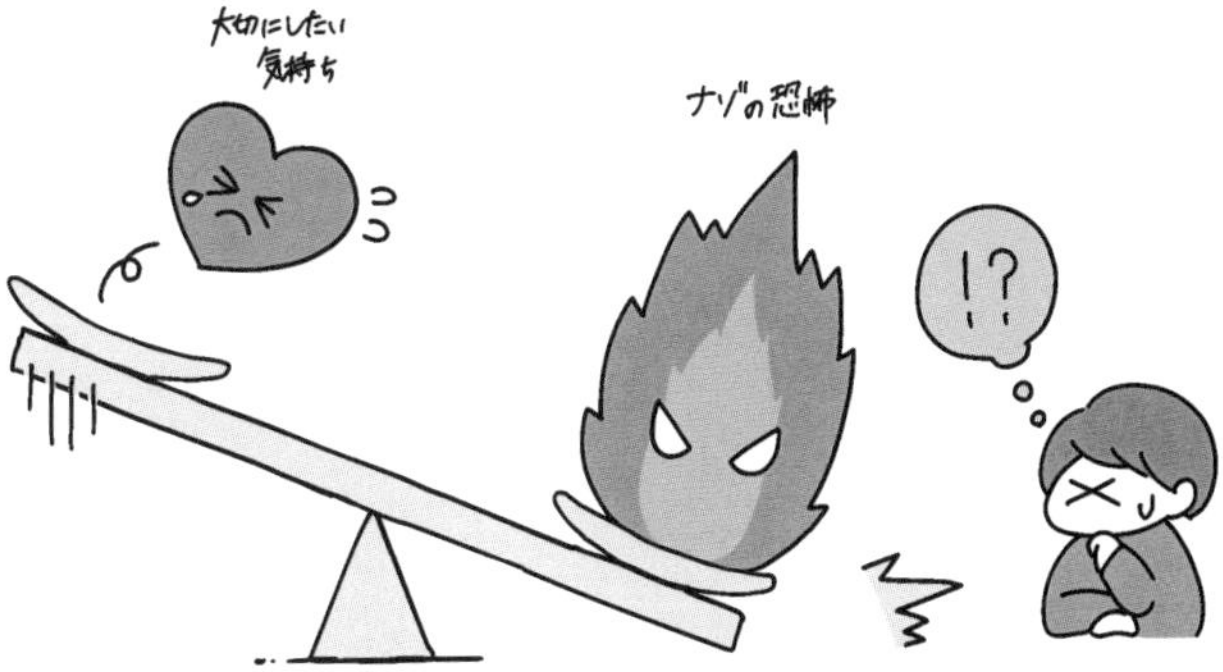

正体不明の気持ちが突然乗っかってきて、大きく揺らいでいる状態

一方で、自分が意識できる範囲の外で起こる葛藤は、シーソーの片側に正体不明の気持ちがドーンと乗っかってきて、大きく揺らいでしまう状態です。たとえば、「恋人を大切にしたい」と思っていたのに、なぜか急に「この人と離れなければ！」というナゾの恐怖にかられてしまう、などのケースです。

突然現れた不可解なものにパニックを起こしている感覚。これが、自分の分裂を伴う葛藤です。夜中のラーメンとは、苦痛の次元が違うのです。

分裂した自分が生まれる理由

では、自分が分裂してしまうのはなぜなのでしょうか。

それを紐解くキーワードは「トラウマ」と「生存戦略」です。

自分の心身に大きく影響を及ぼした過去の出来事のことを、トラウマといいます。今や日常的に使用されている言葉であり、たいていの人は自分とは関係のない概念だととらえていますが、実は想像よりも広く深い意味と影響力を持っています。

トラウマ体験は、その場で受け止めきれないほどの悲しみや怒り、恐怖といった強烈でネガティブな感情や記憶、身体反応などを生み出します（わかりやすくするために、ここではいったん「感情」の話だけをしますね）。

受け止めきれないほどの感情を持ったままでは、つらすぎて日常を生きることができません。生活を維持するためには、その感情を「私」が意識できないところに封じ込めておく必要があります。行き来をできなくするための「壁」のようなものをつくって、その向こうに感情を封印するのです。

壁の向こうでは、本来の「私」の代わりに感情を引き受ける別の「わたし」が生まれます。こうして、おぞましい感情は「私」ではなく壁の向こうの「わたし」のものとなり、「私」はつらい感情の影響から免れ、守られるのです。

壁の向こうの「わたし」は、「トラウマ担当のパーツ」、あるいは単に「パート」や「パーツ」と呼ばれたりします。
人が自分を守るために、無意識のうちに生み出した生存戦略ですね。
◎抑えきれないほどの怒りを引き受ける「わたし」
◎受け止められないほどの恐怖を身体感覚とともに封じ込めている「わたし」
◎親密な人に裏切られた衝撃から、親密さを拒絶する「わたし」
◎愛されなかった過去の経験から、だれかの愛情を深刻に求める「わたし」
本来の「私」を崩壊の危機から守るために生まれた「わたし（パーツ）」は、危機的な状況が過ぎ去ったあとも「私」の中に存在し続けます。過去に自分を襲った膨大な量の感情とともに。それも、一切風化もせずに、です。

そして、ストレスなどで日常生活を維持できないほど切羽詰まると、「私」と「わたし」を分離する壁の力が弱まります。また、封じ込めた「危機」と似たような状況が起こったりすると、奥に封印している「わたし」の感情が激しく活性

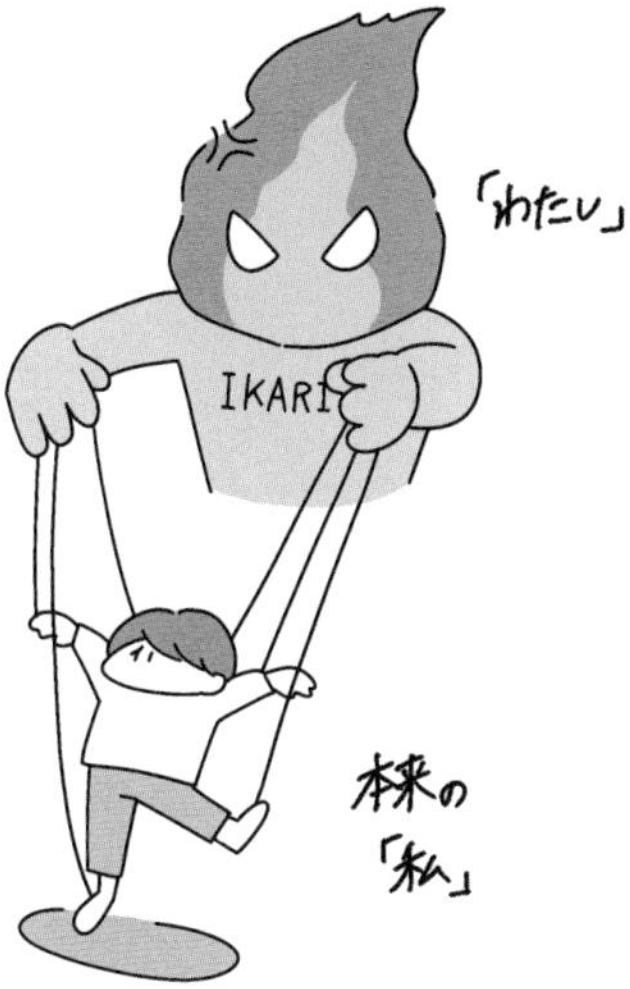

化します。
　すると、「わたし」の感情や記憶が抑えきれずに壁から漏れ出てきてしまったり、時には洪水のようにあふれ出てきてしまうことがあります。過去の危機のときのままの感情が、当時の温度感、臨場感のままで押し寄せてくるのです。
　このような、トラウマ担当のパーツによる感情に圧倒されると、もはや理性では自分をコントロールできない状態に陥ります。
　それはまるで、分離して隠されていた「わたし」が、自動操縦によって本来の「私」をコントロールしているように感じられるでしょう。

これが「人が変わったように怒ってしまう」とか、「競走馬のようにがんばる『わたし』に引っ張られる」といった感覚の正体です。

生きるための自己分裂

このように、危機的な状況になんとか適応するための、生存戦略としての自分の分裂のことを「解離《かいり》」といいます。トラウマが原因となって生じてくるさまざまな反応のことを「トラウマ反応」といい、解離はトラウマ反応のひとつです。

つまりパーツとは、あなたがその人生で経験してきたさまざまな危機を乗り越えるためにどうしても必要だった、生存戦略の産物なのです。

それは、解離という手段によって、処理しきれないほど衝撃的な感情や身体感覚、記憶などとともに封じ込められた存在です。封印したものに簡単にアクセスできたら日常生活が安定しませんから、いつもは普段の人格とはとても遠い場所に壁を隔てて封じ込められています。

だから、トラウマ反応としての感情は、普段の「私」にはコントロールできないし、思い出せないようになっています。アクセスできない場所に封印をしなければ意味がないので、当たり前です。

つまり、「わたし（パーツ）」というのは、普段の「私」というアイデンティティから隔離された存在なのです。あなたのようでいて、あなたそのものではない。あなたの日常を守るために、身代わりになった存在ともいえます。

トラウマってピンとこない

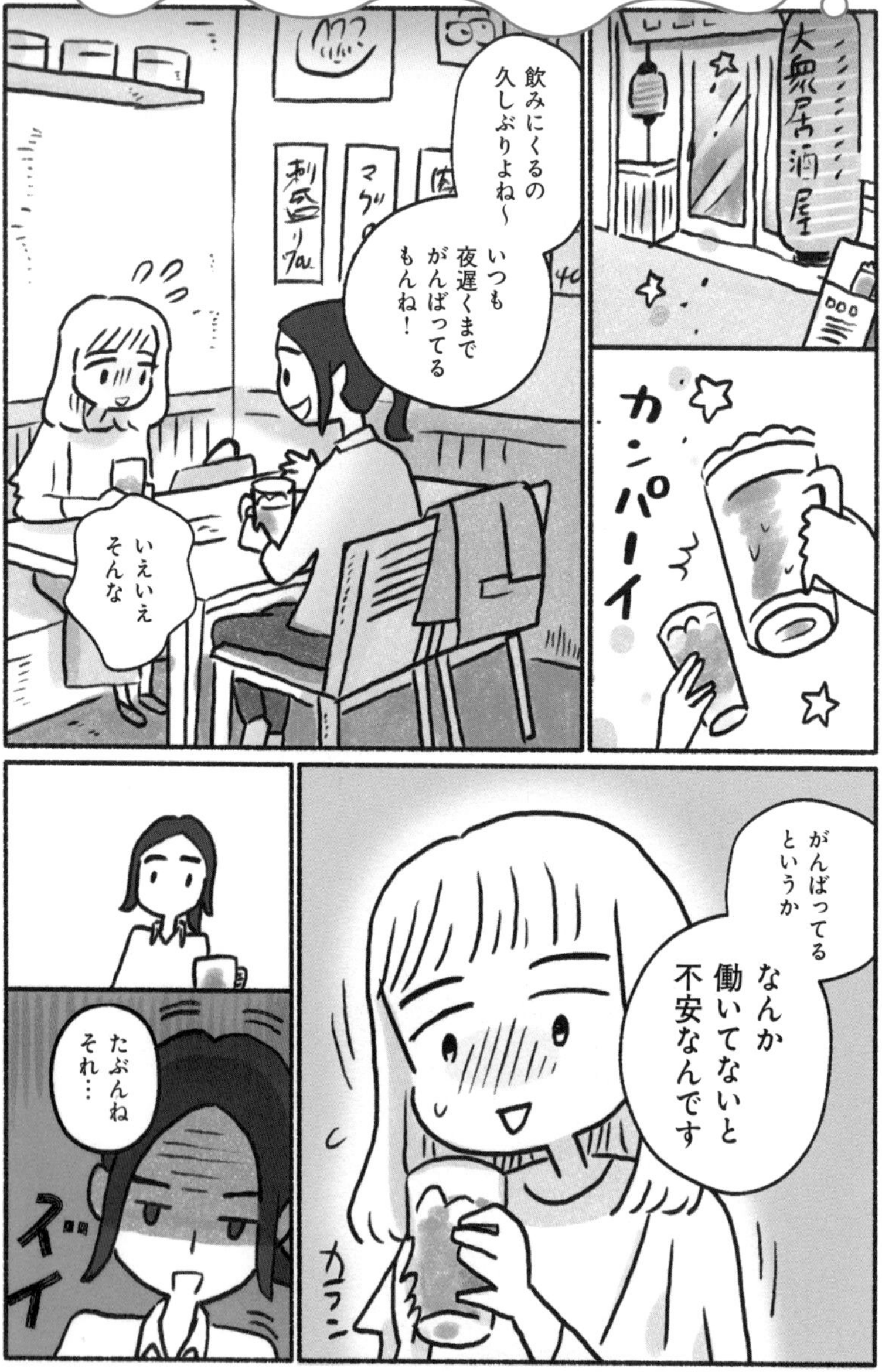
大衆居酒屋
カンパーイ
飲みにくるの久しぶりよね～
いつも夜遅くまでがんばってるもんね！
いえいえそんな
がんばってるというか
なんか働いてないと不安なんです
カラン
たぶんねそれ…

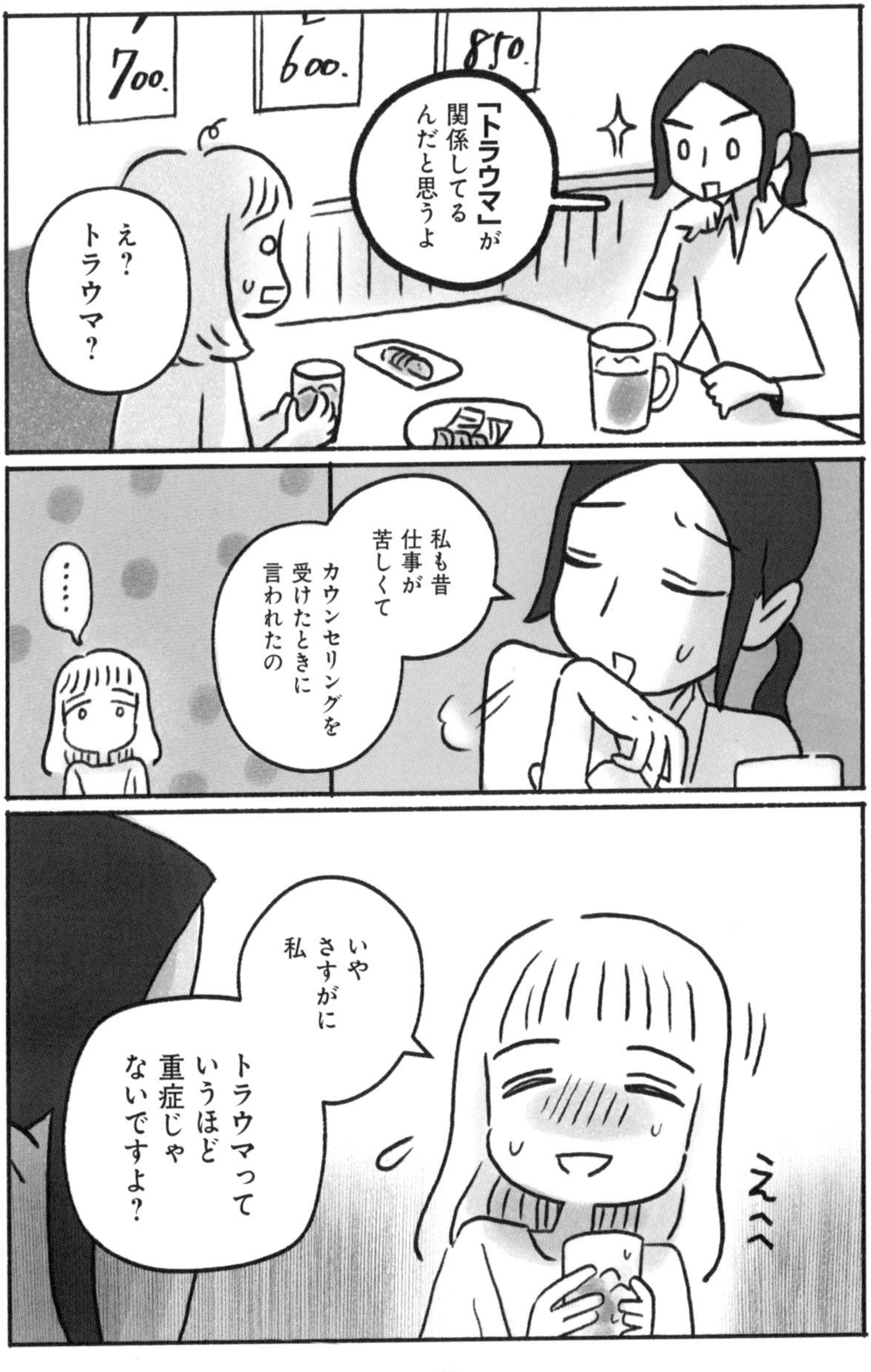
700.
600.
850.
「トラウマ」が関係してるんだと思うよ
え？トラウマ？
私も昔仕事が苦しくてカウンセリングを受けたときに言われたの
……
いやさすがに私
トラウマっていうほど重症じゃないですよ？
えへへ

トラウマは全員に関係があること

ここまで読んでくださった方の中には、「さすがに自分にはトラウマなんてない」「トラウマというのは命に関わる出来事によって起こるものだ」と思う方もいるかもしれません。

しかし、僕が強調してお伝えしたいのは「トラウマのない人はいない」ということです。

たとえば、嫌なことをされていなくても、「なんかこの人苦手だな」と思ったことはないでしょうか。

トラウマは、職場の苦手なタイプの人、昔から苦手な業務、なんとなくキライな芸能人、そんなレベルの身近にあるネガティブな感情にも関わっていたりします。

仕事の失敗やハラスメント、車の運転、転倒・怪我、病気・入院、ケンカや嘘をつかれるといった対人関係の摩擦、ありとあらゆる出来事のウラにも潜んでいる可能性があります。

また、「この人はなぜこんなことをしちゃったんだろう」とニュースで話題になるような、理解に苦しむ行動の陰にもトラウマが関連していることが少なくありません。

もっと言えば、難しい人間関係、治りにくい心の病気、世の中のありとあらゆる困難な事例の背景には、ほぼ確実にトラウマがあると考えていいと思っています。すべての人が何らかのトラウマ反応を日常的に目撃したり体験したりしながら生きているといっても過言ではないでしょう。

「生命を脅かされるような出来事でなければトラウマとは呼べない」というのはとてもよくある誤解です。

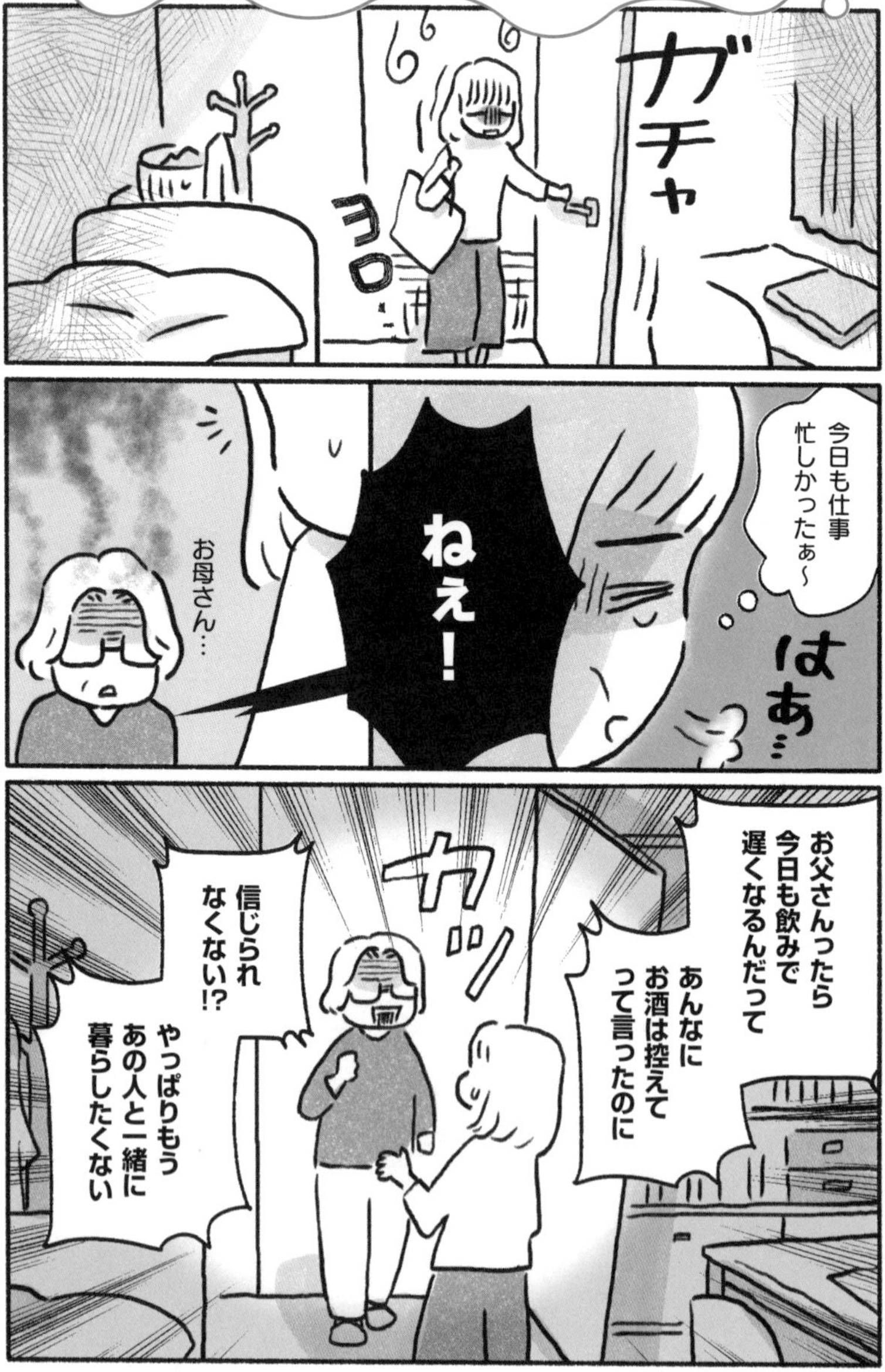
ガチャ
ヨロ…
今日も仕事忙しかったぁ～
はぁ…
ねぇ！
お母さん…
お父さんったら今日も飲みで遅くなるんだって
あんなにお酒は控えてって言ったのに
ガッ
信じられなくない!?
やっぱりもうあの人と一緒に暮らしたくない

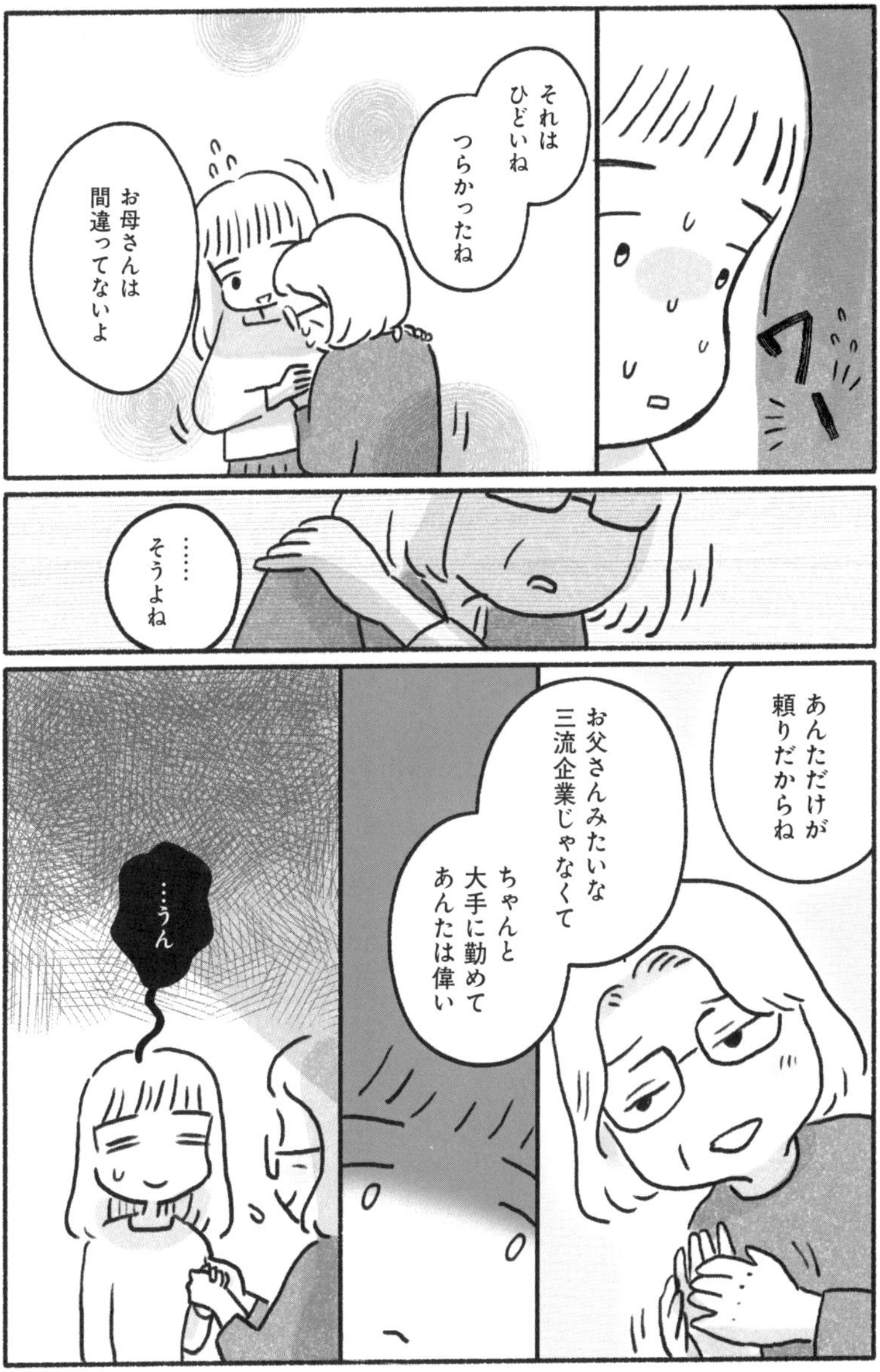
ワー
それは ひどいね つらかったね
お母さんは 間違ってないよ
……そうよね
あんただけが 頼りだからね
お父さんみたいな 三流企業じゃなくて ちゃんと 大手に勤めて あんたは偉い
…うん

日常で起こりえる「社会的な瀕死体験」

トラウマはさまざまなレベルで生じており、明らかに生死に関わるような大きなトラウマのことを「ビッグT」と呼ぶのに対し、日常生活で起こる傷つきのことは「スモールｔ」と呼びます。

ビッグTの例としては、戦争や自然災害、性暴力などが挙げられます。対して、スモールｔはいじめやパワハラ、配偶者との離婚、親から愛されていない実感などが挙げられます。こうして見比べると、スモールｔは「そこまでおおごとではない」という印象を受ける人もいるかもしれません。

しかし、生物学的な死に瀕することはなくても、スモールｔで挙げられた体験は「社会的な瀕死体験」になりえるといっても過言ではありません。

そして、それらの最も大きな要因は養育者（親）との関係であると言ってよいでしょう。親との関係で身につけた対人スキルやパターンは、その後の人生で築いていく対人関係に非常に大きな影響を与えます。とくに、幼少期の親というのは子どもにとって「世界のすべて」といっていいほどの絶対的な力を持っており、親が悪気なく口にした一言が、数十年以上にわたって「呪い」のように本人を縛ってしまうことも少なくありません。

親との関係で得た対人関係のパターンに影響され、いじめやパワハラ、アンフェアな人間関係に巻き込まれやすかったり、自らアンフェアな関係をつくりにいってしまったりすることが多くあります。SNS全盛の時代であることも拍車をかけ、対人関係はますます複雑になっています。

本来ならば子どもは守られる存在であり、親から獲得できたはずの安心感や標準的な対人関係のスキルなどを教えられる機会を得られなかったことは、子どもの落ち度では一切ありません。

そしてここで重要なのが、仮に今のあなたと親との関係が良好であってもトラウマが存在しないとはいえないということです。

なぜなら、パーツは今のあなたとは別の存在だからです。大人のあなたが「まあ、あのとき親は大変だったんだな」と思えていたとしても、子どものときに分離されたパーツが、当時は受け止めきれなかったであろう悲しみや怒りの感情、記憶、身体反応などを封じ込めたまま、今でも壁の向こうで眠っているかもしれません。

このように、「ビッグT」はすべての人にあるとは限りませんが、日常生活における「小さな」傷つきである「スモールt」はどんな人にもあるものだと思います。これが、「トラウマのない人はいない」と前述した理由です。

家族関係におけるスモールtの例

◎両親が不仲で、激しく争っている様子を日常的に目にしていた
◎親からの扱いにきょうだい間で格差があった
◎兄が親の言うことを聞かない性格で、怒られている場面を頻繁に目撃した
◎親から「良い子」「良い成績」でいることを暗黙のうちに求められ、その期待に応えようとしてきた

恋人・友人関係におけるスモールtの例

◎パートナーから人格を否定されるような言葉を投げかけられた
◎容姿や体型、性的指向などをいじられたり、中傷されたりした
◎学生時代にいじめを受けている友人を見て、助けられない罪悪感や自分もターゲットになるかもしれないという恐怖心を抱いていた

このような体験は、経験した本人からすると一見たいしたことはないように思えるかもしれませんが、心と身体に何らかの深刻な影響を与えていることがとても多いのです。影響の大きさからしても、実際はまったく「スモール」ではありません。

目に見えない「傷つきの埋蔵量」

過去のトラウマ体験は、日常生活のさまざまな出来事をきっかけに突然表出します。

たとえば、芸能人の不倫のニュースに対して、ものすごく反応する人とそうでない人がいますよね。もちろん、もともとの価値観の違いはあると思いますが、過去にパートナーから裏切られた経験がある人のほうが、より強い怒りの感情が湧いてくるというのは想像に難くないと思います。

これは過去にパートナーに裏切られたとき、本来の「私」が傷つかないように

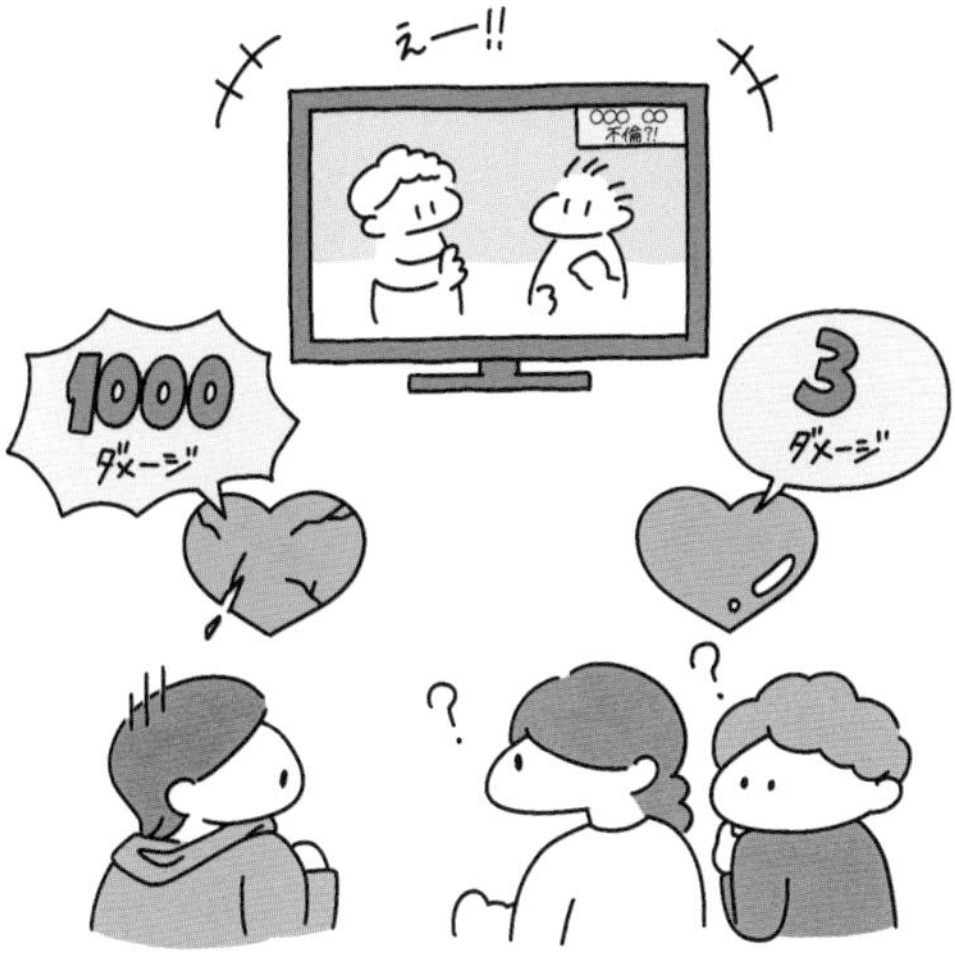

壁の向こうの「わたし」に押し込めたはずの悲しさ、苦しみ、怒りが不倫のニュースをきっかけとして湧き上がってきてしまうからです。

数字で表現してみましょう。ニュースによって純粋に引き出される怒りや不快感が「３」、過去の傷つき体験によって自分の中に封じ込めた怒りの感情が「１００」あったとすれば、「３」の怒りが引き金（トリガー）になって「１００」の怒りの感情が引き出されてしまうことがあります。埋蔵された「怒り」は、傷つきの深さによっては、「１００」どころではなく「１０００」だったり、

「10000」であったりすることもあります。

その埋蔵量は他人からは一切見えません。そのため、「10000」の怒りが引き出されている苦しみがありながら、他者からは理解されず「なぜそのくらいのことで怒るの？」「そこまで苦しむようなことなの？」と言われて、傷つきや孤立感を深めてしまうことも少なくありません。

ここでいう「1000」や「10000」の怒りは「未完了」の感情ということになります。激しすぎて処理しきれないものが、壁の向こうに封印されて、その後もどんどん蓄積しているのです。未完了なのは感情だけではなく、記憶や身体反応などもあります。

このように、地雷のように埋蔵されている未完了の感情や記憶などが、トラウマ反応の根本になるものです。

ストレスなどで日常のキャパシティがなくなったときに、トリガーとなる出来事があったりすると、壁の向こうに封印しきれなくなって、未完了の記憶や身体感覚などが当時の臨場感を持って、ぶわっと飛び出してきます。これが「フラッシュバック（再体験）」という現象です。

必要なのはコントロールではなくケア

ここまで説明したとおり、コントロールできないほどの圧倒的な感情に苦しんでいるときというのは、ほぼ確実に「今、ここ」のものだけではない感情が乗っかっています。

何かのきっかけで、埋蔵された未完了の感情の洪水が一気に襲ってきて、舵が取れないような状態です。波にのまれている状態で舵をコントロールするというのは無理がありますよね。

そのようなケースで目を向けるべきは、自分が何に傷ついてきて、それによって身体や心にどんな反応が起こっているのかということ。必要なのはマネジメントやコントロールではなく「ケア」なのです。

一般的には「感情をマネジメントし、コントロールするのが大人である」という考え方が浸透していると思います。しかし、その考え方は理性では到底コントロールできない、圧倒的な身体感覚を持って襲いかかってくるレベルの感情に苦しんでいる人をさらに追い詰めてしまうおそれがあります。

トラウマが深く関わる感情の問題は、一般的な感情の問題とは苦痛のレベルも対処法もまったく違うものなので、分けて考える必要があるのです。その苦痛を理解していない人が、安易に「大人なんだから感情をコントロールしよう」などというのは慎むべきでしょう。

ここまで、トラウマがいかに身近なものであるかということを説明してきました。次章では、トラウマ反応が起こるしくみについて、もう少し詳しく説明していきます。

第2章

あなたのトラウマが生まれたしくみ

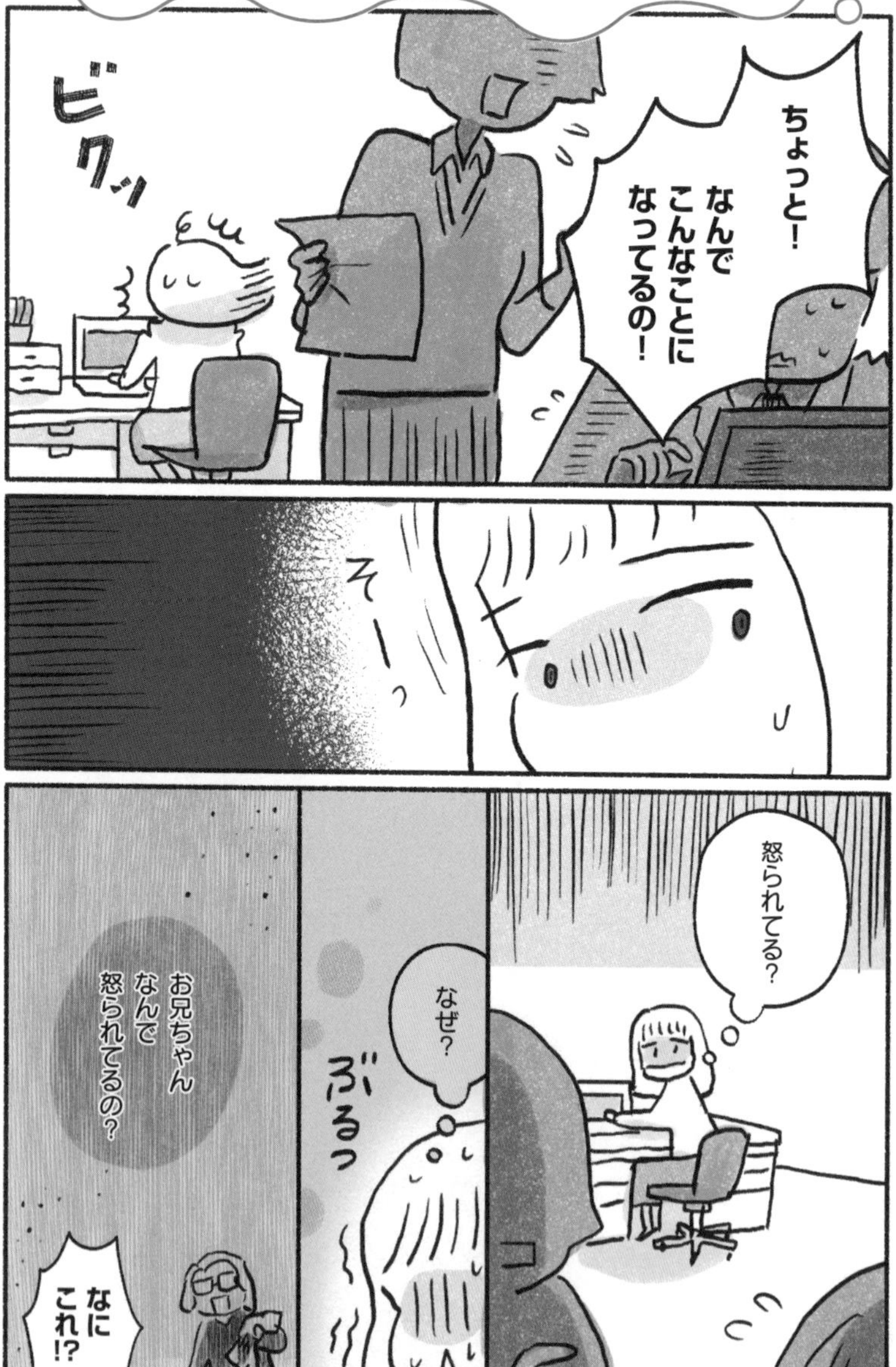
ちょっと！
なんで
こんなことに
なってるの！
ビクッ
そーっ
怒られてる？
なぜ？
ぶるっ
お兄ちゃん
なんで
怒られてるの？
なに
これ!?

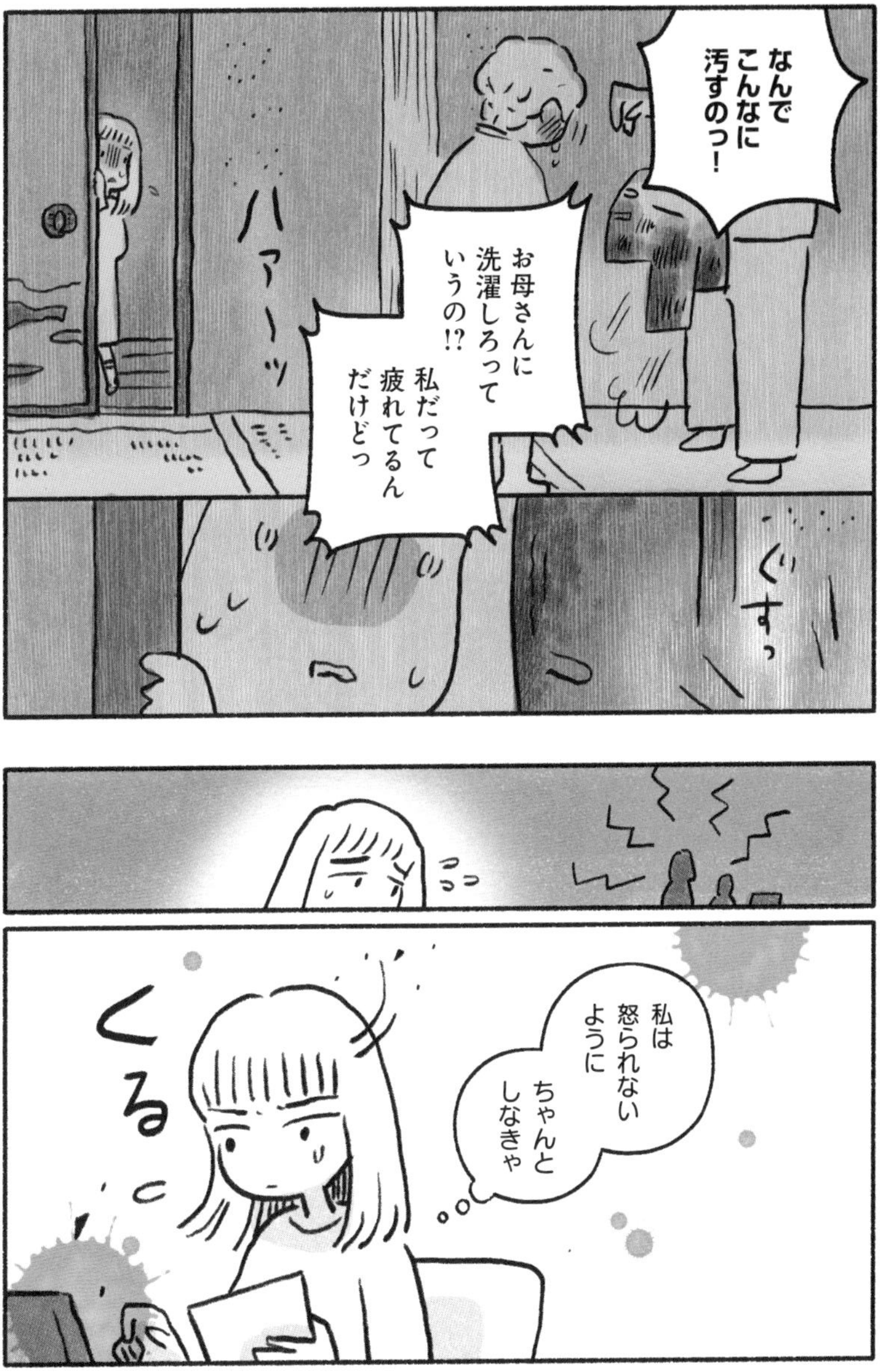
なんでこんなに汚すのっ！
お母さんに洗濯しろっていうの!?　私だって疲れてるんだけどっ
ハァ〜ッ
ぐすっ
私は怒られないようにちゃんとしなきゃ
くる

感情は身体反応からはじまる

トラウマ反応のしくみを解説するにあたって、まずは、なぜトラウマに関わる感情のコントロールが難しいかを詳しく説明していきます。

近年の研究では、感情は身体反応からはじまるものであるということが明らかになっています。

たとえば、胸やのどのあたりにつかまれるような不快感があり、なんとなく肩に力が入って、身の置きどころがないように感じる。そうした不快な身体感覚が脳のある部位に集まってきて、「これは不安である」とか「これは怒りである」とラベルをつけているのです。こわいから胸がドキドキするのではなく、胸がドキドキするという身体の反応があるから「こわい」という感情があると脳が判断するということですね。

この「胸のドキドキ」のような、感情がラベリングされる前に生じる身体反応のことを「情動」といいます。本能的な欲求に忠実な様子を「情動的」と表現するように、情動とはまさに理性でコントロールできない動物的な身体反応のことを指します。

トラウマも「身体」の問題

近年、数々の研究でトラウマも「心の問題」だけではなく「身体の問題」でもあると考えられるようになってきています。

衝撃的な出来事やストレス体験があると、筋肉が緊張してホルモンが分泌されます。こうした反応が身体に記憶され、「Aという出来事が起こると、Bという身体反応（情動）が出る」という一連の流れとして再現されるようになるのです。

このような身体の記憶は「手続き記憶」と呼ばれます。自転車を運転するときに無意識にペダルやハンドルを操作できるのと同じように、「身体が勝手に動いてしまう」レベルで身体に染み込んでいる記憶のことです。だからこそ理性や気合いではコントロールできないのです。

たとえば、車の事故から命からがら生還した人が、その後しばらくしてから自分の車にガソリンを入れているとき、突然胸がドキドキしはじめる（＝情動）ことがあります。

そのドキドキという身体反応を脳がくみとって、激しい不安や恐怖という感情にラベリングします。そうすると、急にここから逃げ出したいという衝動に襲われるのです。

ガソリンのにおいをきっかけに、身体が記憶している恐怖（＝手続き記憶）が再現されている状況ではありますが、反射的な衝動として現れるため、本人はなぜ逃げ出したくなるのかがわからないこともあります。でも、こわいのです。これが「トラウマ反応」として生じてくる感情の特徴です。

このように、特定の状況によって、反射的に感情や身体反応、記憶などが引き起こされるというのが、トラウマ反応の基本的なメカニズムであるということを覚えておいてください。

第2章冒頭のマンガでは、母親と同じ年代の女性の怒鳴り声を聞くだけで、主人公は身体をこわばらせています。脳内を支配するのは、子どもの頃に母親が兄をこっぴどく責める様子。自分はひどい目に遭わなくても、きょうだいや大切な人がつらい状況に陥っているのを見るだけで深刻に傷つき、恐怖で身体がふるえています。

これは「目撃トラウマ」といいます。自分が直接攻撃の対象にならなくても、トラウマ体験になりうるのです。

コントロールできない心身の反応例

ここで、日常に潜むトラウマ反応の事例をひとつお伝えしたいと思います。

僕は産業医として、休職や復職の判断にも関わっています。その中で、療養によって体力や集中力が回復したにもかかわらず、いざ復職の期日が近づくと不安や落ち込み、脱力感がぶり返してしまい、休職延長となる方によくお会いします。

過去に出会った、「うつ病」の診断で会社を休職となったSさんという方もその一人でした。とても真面目な方で、休職中も通院を欠かさず、産業医の指導にも真摯に応じていました。勤勉なタイプであり、「いつまでたっても治らない自分」に対する自責の念や無力感を募らせていました。

その後も、休職が延長になると症状が穏やかになるものの、予定の復職期限が近づくと症状が悪化するというサイクルを繰り返したSさん。そのうち、就業規則上の休職の期限に達しても復職の目処が立たないため、退職となってしまいました。Sさんは退職後も、「自分が情けない」「こわくて再び社会に戻れる気がしない」と、再就職に後ろ向きの姿勢が続いていました。

本当の理由は「過去の恐怖の再現」だった

Sさんと当時の身体反応や感情の深掘りをすると、あることがわかりました。

それは、在職時、納期に遅れたときに年配上司に大声できつく責められた経験があったことです。復職が視野に入ると「またあんなことがあったら」と体がこわばり、そうした身体反応とともに、恐怖と脱力感を感じていたようです。これは防衛反応としての「抑うつ（ゆううつな気分のこと）」であり、通常のうつ病のケースとは違って、トラウマ反応が深く関わっているものと考えられます。

Sさんとさらに話していくと、初めて会ったときからその高齢の上司のことがなんとなく苦手で、萎縮してしまっていたこともわかってきました。最終的にはその気持ちの根底には、過去に父親や高校時代の部活動の顧問に恫喝された経験があり、そもそも年長男性とのコミュニケーションによる大きな傷つきがあることも明らかになりました。

Sさんの「復職がしづらい」という反応は、これまでの恐怖体験の積み重ねによる防衛的な反応として起こっていると予想されました。このように、過去の恐怖体験に似た特定の状況において、肩や首などの筋肉が緊張したり、胸のドキドキが再現されたりすることは多くあるのです。

その分析をもとに過去のトラウマ体験に対する心理療法を慎重に行ったことで、Sさんの症状は改善し再就職時に同様の反応は見られなくなっていきました。

職場や日常生活で見られるトラウマ反応

トラウマがどれほど身近なものであるかについて知っていただくために、職場や日常生活でよく見られるトラウマ反応の例をいくつか紹介します。

職場でのトラウマ反応

1 電話をかけるとき・電話に出るとき

日常でみられるトラウマ反応の代表的なものとして、「電話恐怖」があります。電話をかけたり出たりするのが苦手という人は少なくないと思いますが、着信音が鳴ると思わず身震いしてしまうほどの恐怖を感じたり、手汗が大量に出たり、動悸がしたりするレベルの人も決して珍しくありません。

こうした反応は、過去に自分が恐怖を感じる相手から何度も執拗に着信があったり、電話口で怒鳴られるような強烈なクレームを受けたり、近親者の病状の急変や不幸の連絡を電話で受けたりした経験が原因になっていることがあります。

その場合、溜まった着信履歴に胸がざわついたり、血の気が引いたりするというのは自然な反応です。電話に関する恐怖の体験とそれに紐づいた身体的なストレス反応が「手続き記憶」として体に染み込んでいるからです。そして、電話の着信そのものがトリガーとなって、関係ない人からの着信でも一連の不快な身体反応が再現されてしまうのです。

「[※]英国のミレニアル世代の76%が、電話が鳴ったときに何らかの不安を感じる」という報告もあります。電話恐怖は、とても日常的なトラウマ反応といってよいでしょう。

※:Phore anxiety affects over half of UK office workers(Face for Business https://ffb.co.uk/blog/630-phone-anxiety-affects-over-half-of-uk-office-workers)

2 プレゼンをするとき

「プレゼン恐怖」も職場における典型的なトラウマ反応です。

みなさんは大きなプレゼンテーションの機会で大失敗をして恥をかいたり、頭が真っ白になるほど不安や緊張を感じたりしたことはありませんか？

その体験がきっかけとなり、それ以降少人数のオンライン会議でも意見を求められるだけで手の震えを感じたり冷や汗をかいたりしてしまうことがあります。人前で話すという特定の刺激をきっかけに、溜め込まれていた「未完了の恐怖」が再現されてしまうのです。

ほかにも、赤面恐怖や視線恐怖、あがり症など「社交不安障害」や「恐怖症」に分類される心の病気の中には、こうしたトラウマのメカニズムが深く関与するものが相当数含まれていると考えられています。

日常生活でのトラウマ反応

また、日常生活でもトラウマ反応は見られます。

1 身近な人が亡くなったとき

「亡くなった母のことを話そうとすると、いまだにいつも涙が出そうになってしまうんです。亡くなったのはもう何年も前のことなのに」

そう話す方がいました。

この方は、長い時間が経過しているのに、いつまでも心を大きく揺り動かされてしまうことについて「自分はなんて弱い人間なんだ」「進歩がない」と自分を責めていました。

しかし、この「時間がたっても小さくならない」というのがトラウマ反応の大きな特徴なのです。

本来の自分の心を守るために、壁の向こうの「わたし」に閉じ込めた悲しみが当時のままの熱量で保存されており、何かのきっかけで爆発的な感情とともに表に現れる。これこそがトラウマ反応だからです。

2 だれかが言い争いをしているとき

だれかが言い争っていると、いてもたってもいられなくなって、すぐにその場から離れたくなってしまうという方もいます。

反射的に仲裁を買って出てしまったり、場が険悪にならないように疲れるほど周りに気を遣ってしまったり。そうしないと落ち着かないのです。こうしたケースの背景にもトラウマが隠れていることが少なくありません。

たとえば、小さい頃に両親が激しく言い争っていたときの恐怖がトラウマ化し、身体に記憶されているといったケースです。

言い争いや険悪な雰囲気がトリガーとなり、身体的な感覚が再現されて、いてもたってもいられなくなる。そして、その状況を解消する行動を取りたくなるのです。

子どもにとって、両親がお互いを、つまり「大切な人が大切な人を攻撃している」状況は、受け止めがたい大きな衝撃になります。

それが、たとえ暴力等を伴わないものであったとしても、です。生存レベルの危機といっても過言ではありません。

3 車を運転しているとき

車の運転がトラウマ化する例も多くあります。僕がお話を聞いた中では、車を運転するとき、一般道を運転していても何も問題ないのに、高速道路に上がると胸が苦しくなってしまうという方がいました。

とくに分岐のところで心臓がバクバクし、経路を間違えてしまうとパニックに近いような焦り方をしてしまう、ということでした。

詳しく話を聞いてみると、その方は小さいお子さんを2人家に寝かせて残したまま、急遽旦那さんを空港まで車で送らなければいけなくなったそうです。「子どもたちが起きたときに私がいなかったらパニックになってしまう」と急いで帰ろうとしていたのですが、慣れない首都高の分岐を何度も間違えてしまい、気が気でなかったそうです。家に帰ったとき、案の定お子さんがパニックになって泣きながら家の外まで探しにきていたのを、近所の人が保護してくれていたそうで、この出来事は彼女にとってとても大きな傷つきとなりました。

このときの混乱や自責といった感情に関連する息苦しさや動悸、胸のあたりを締めつけられるような切迫感といった反応が身体に記憶され、高速道路を運転しているとき、とりわけ分岐のときに再現されてしまうのです。

「心」と「身体」の接続オフ

ここで、第1章で説明した、トラウマ反応のひとつである「解離」という現象についても詳しく説明していきたいと思います。

あまりにつらいことがあったとき、人間の脳は「これは自分に起こったことではない」と認識するようにできています。

脳はとても精巧にできた電気回路のようなものです。そして、大きな傷つき体験は強烈な電気ショックのようなものです。精巧な回路に急に高圧電流が流れ込んだらどうなるでしょうか。回路がショートして壊れてしまうおそれがありますよね。

ですから、それを防ぐために、ブレーカーを落とすように脳の一部の機能を落として「心」と「身体」の接続をオフにし、他人事のようにやり過ごすようにできている。これが解離と呼ばれる現象です。

ネットワークの中枢である「メインの人格を担当する回路」を守るために一部のネットワークを切り離し、「サブの回路（パーツ）」をつくる。そして、その分離させたサブの回路のほうにつらい経験による「痛み」のショックを流して処理するのですね。

だから、ものすごく酷いことがあったはずなのに、詳細を覚えていなかったり、どことなく他人事でいられたりするのです。いわゆる「記憶にフタをする」といわれる現象も、解離による防衛です。

受け止めきれないほどの大きな衝撃を、「サブの回路」に封じ込めて身代わりになってもらうことで、メインの人格は事なきを得るという生存戦略なのです。

もうみなさんはお気づきかもしれませんが、このメインの人格が第1章でお伝えした本来の「私」であり、サブの回路が「わたし」です。

ここまで「わたし」と表記してきましたが、実際に壁の向こうにトラウマのパーツとして保存されているものは人格レベルとは限りません。特定の感情だけ、身体反応だけ、記憶だけ、など、さまざまな形で隔離されている可能性があります。本書ではそれらを便宜上「わたし」と表現しています。

日常生活の中で解離が起こる例

僕も含め、ほとんどの人はつらい日常を過ごすとき、大なり小なりこの解離を駆使しています。

たとえば、ものすごく怒られたり、こわい人にからまれたりしているときに、頭が真っ白になって何も考えられなくなったり、言葉がまったく出てこなかったりすることがあるかと思います。これも瞬間的な解離であり、よくある防衛反応です。

こうしたストレスが長期にわたって続くと、次第に解離する時間が増え、日常化してきます。

たとえば、仕事で大きなストレスにさらされ続けると、記憶が曖昧になることがあります。あっという間に一日が終わって、どんなふうに過ごしたかまったく覚えていないのに、家に帰ったらなぜか涙が止まらなくなって混乱する。そんなケースです。

これは、キャパオーバーしてしまった頭をぼんやりさせることで機能を落とし、処理するべき情報や感知するストレスの量を少なくして、なんとかやりすごしていると考えられます。

また、解離が起こる象徴的なタイミングとしては、身近な人を亡くしたときも挙げられます。亡くした人の存在が大きければ大きいほど、その喪失の瞬間にはむしろ感情が湧いてこないことがあるのです。これは「ショック期」といって、死別直後のタイミングでは人は茫然として無感覚の状態になりやすいといわれています。一見冷静に受け止めているように見えますが、その計り知れないダメージを「今ここで受け切ることができない」と無意識下で判断し、自動的に心と身体の接続をオフにして、感情の洪水にのまれるのを防いでいるのです。

よく「涙が出ないなんて私は冷たい人なんじゃないか」と言われる方がいますが、まったくそうではありません。むしろ、解離をしなければやっていけないほど、その人に対する深い思いがあることの表れなのです。痛みをやわらげているという意味では、解離は麻酔にたとえられることもあります。

僕の好きな『ちひろさん』（安田弘之／秋田書店）というマンガがあります。主人公のちひろさんも何かつらいことがあると奥義として「肉体《カラダ》と精神《ココロ》の接続OFF」をしています。困難の多い環境に置かれている人にとってこの心と身体の分離はまさに生命線であり、生存戦略として日常的に活用されているものなのです。

解離の種類と「レベル分け」

ここまで解離という概念を説明してきましたが、この言葉から、いわゆる「多重人格（解離性同一性障害）」を連想される方がいるかもしれません。どのように異なる概念なのか、これからご説明していきます。

まず、解離には大きく分けて2つの種類があります。

1 離隔：ぼんやり解離

これは、「自分」と「世界」との間に壁をつくるイメージです。現実感を軽減させ、意識をぼんやりさせることで苦痛を軽減する防衛です。「世界にベールがかかっているような」「自分が自分でない」感覚になります。

前述したような、仕事やプライベートで大きなストレスを感じているものの「あまりそのときのことを覚えていない」といったケースがこれに該当します。脳の一部の機能を低下させ苦痛をマヒさせることで、ストレスフルな環境を生き延びる手段です。

「離隔（ぼんやり解離）」は、少なくない人が日常レベルで経験しているものになります。

2 区画化・アイデンティティの解離

もうひとつの解離の種類を「区画化」といいます。こちらは「自分の心の中」に壁をつくり、「私」をいくつもの区画に分けるイメージです。

つらい記憶や感情があると、メイン人格である本来の「私」を傷つきから守る必要があります。そこで、本来の「私」がアクセスできない区画を心の中につくり、そこに怒りや悲しみなどの感情を追いやることで、苦痛から逃れるのです。

先ほどもお伝えしたように、受け止めきれないような衝撃的な出来事は強烈な

離隔

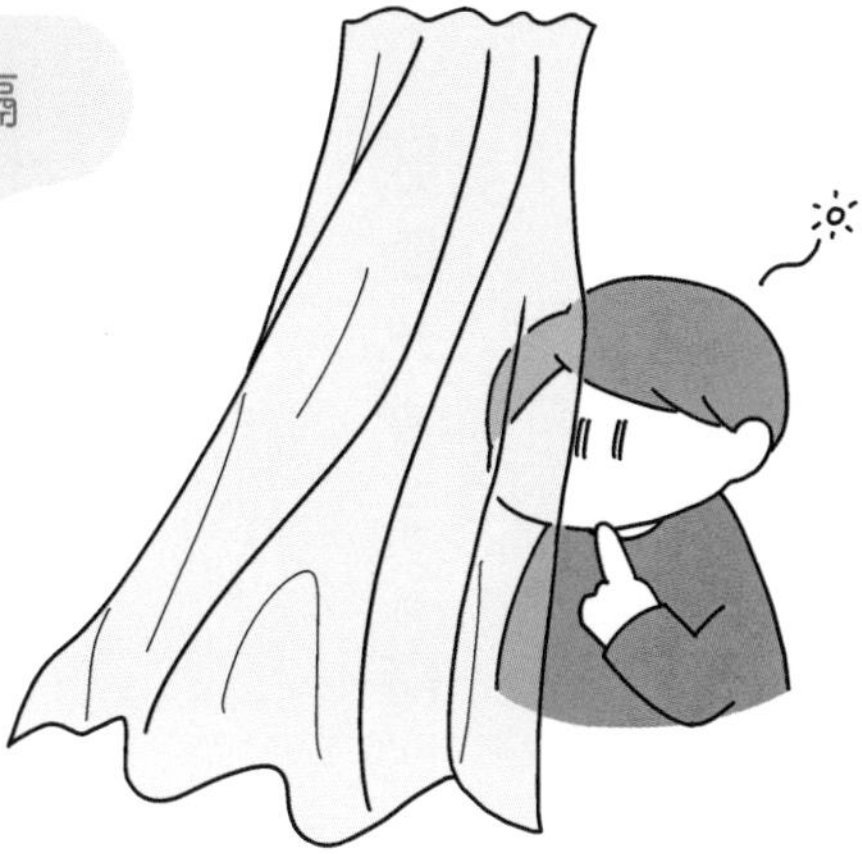

自分と世界の間にベールのような壁がある状態

区画化

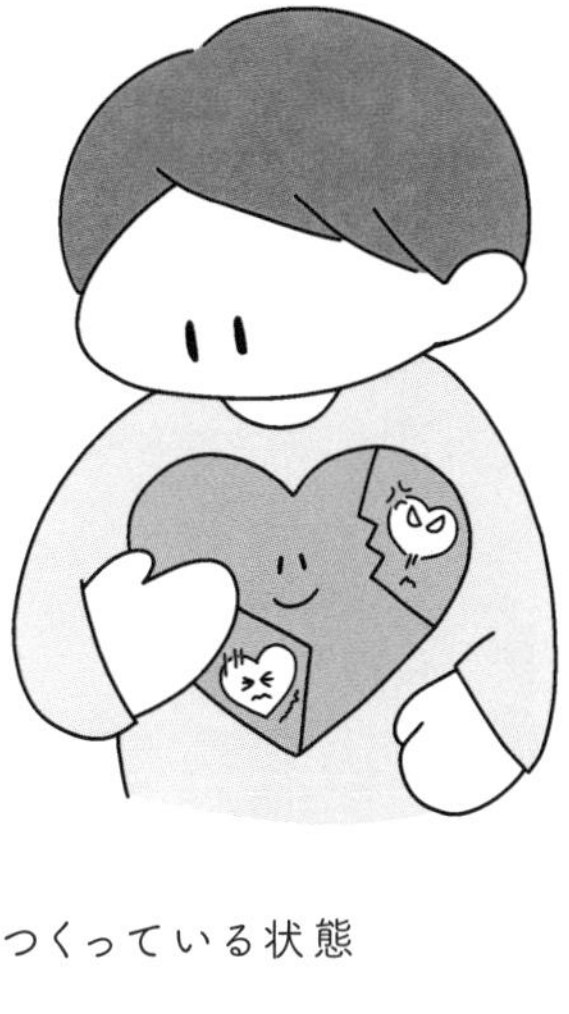

自分の心の中に壁をつくっている状態

電気ショックのようなものです。この電気ショックがネットワークの全体をダウンさせないように、「ブレーカーのように」一部のネットワークを遮断します。そして、強すぎる電撃を一部のサブの回路（パーツ）に「封じ込める」防衛反応がとられるのです。

これが「区画化（アイデンティティの解離）」と呼ばれるものです。

区画化の三段階

この「区画化（アイデンティティの解離）」は、またそのなかで三段階のレベルに分けられます。……ややこしくなってきましたね。これは「構造的解離理論」というちょっと難しそうな響きの話なので、苦手な方は飛ばして次の章を読んでいただいても構いません。ただ、知っておくと自己理解の助けになる場合もあるので、少しだけ詳しく説明します。

先ほど「区画化（アイデンティティの解離）」では、自分の心の中にいくつかの区画をつくり、その一部の区画（パーツ）に強すぎる感情を「封じ込める」とお伝えしましたね。

メイン人格であるパーツは「日常担当人格（ANP）」と呼ばれ、強すぎる感情を引き受けるパーツは「トラウマ担当のパーツ（EP）」と呼ばれています。

普段はこの日常担当人格とトラウマ担当のパーツは「隔壁」によって分離されています。しかし、過去のトラウマ体験と酷似した状況になったときに、トラウマ担当のパーツは壁の向こうから激しい情動とともに出現します。

その隔壁構造の複雑さによって3つのレベル分けがあるのです。

レベル1の解離

まず、「レベル1の解離（第一次構造的解離）」は、日常担当人格がひとつ、トラウマ担当のパーツがひとつという最も単純なパターンです。普段の生活は日常担当人格が担当していますが、なんらかのきっかけがあると、そこに急にひとつのトラウマ担当のパーツが現れるというものです。

地震等の大きな災害を経験したあとに、小さな揺れを感じるとパニックになる、といった症状はここに当てはまります。「単回性ＰＴＳＤ」と呼ばれる状態ですね。

レベル2の解離

次に、「レベル2の解離（第二次構造的解離）」は、日常担当人格がひとつ、トラウマ担当のパーツが複数あるというパターンです。僕は臨床の現場でこのパターンに最も多く遭遇します。

たとえば、つらいことが起こったとき、そのつらい体験を実際に経験するパーツ、それを客観的に観察するパーツ、怒りを感じるパーツ、恐怖で凍りつくパーツ、自分を守ってくれる誰かに助けを求めてすがりつくパーツ、攻撃を避けようと徹底的に相手に迎合・服従するパーツ、といったように、ひとつの日常担当人格に対して複数のトラウマ担当のパーツが出現するのが「レベル2の解離」です。

いつもは穏やかなのに急に抑えられない怒りが爆発したり、周囲からの要求や期待に過度に応えて疲弊してしまったりするのは、異なるトラウマ担当のパーツが出現し、日常担当人格によってコントロールできなくなるからです。

ただ、周囲も本人もこの構造を理解していないので、単なる「急に怒り出す人」とか、「ものすごく優秀なのに、なぜか自己評価がすごく低い人」に見えてしまうことになります。そして自分自身も「性格の問題」とか、「感情コントロール能力の問題」だと思っている人がとても多いのです。

いわゆる「複雑性ＰＴＳＤ」に当たるものですが、「境界性パーソナリティ障害」や「Ⅱ型の双極性障害」とされている方の中にも、相当な割合でトラウマ的な養育環境が背景にあることがわかってきており、むしろその病態は解離によるものなのではないかという説が有力になってきています。

レベル3の解離

最後に「レベル3の解離（第三次構造的解離）」です。これは、解離がさらに進んでトラウマ担当のパーツだけでなく、日常担当人格も複数ある状態です。これがいわゆる「多重人格」（解離性同一性障害）と呼ばれるものです。

日常的に人格が入れ替わるので、他者からも気づかれやすくなります。日常担当人格が頻繁に入れ替わると、その間の記憶が曖昧になるため、自分でも解離状態に陥っていることを認識しやすいのです。

区画化の三段階

レベル 1 日常担当人格がひとつ、
トラウマ担当のパーツがひとつ

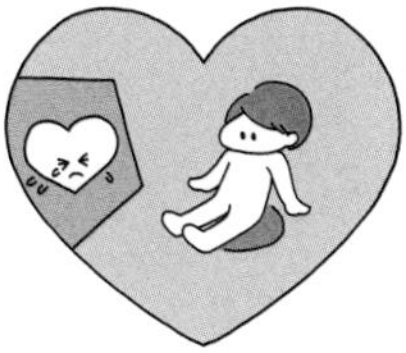

レベル 2 日常担当人格がひとつ、
トラウマ担当のパーツが複数ある

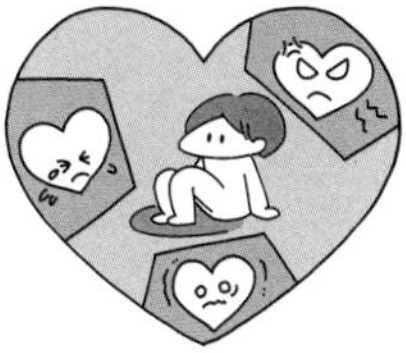

レベル 3 トラウマ担当のパーツだけでなく、
日常担当人格も複数ある

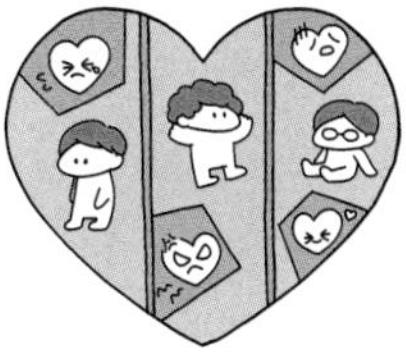

人格はさまざまなパーツの集まり

ここで、人格とパーツの関係についても少し詳しく触れていきます。

そもそも「人格」とは、唯一の大きなネットワークではなく、小さなネットワークの束でできていると考えられています。小さなパソコンがいっぱいつながっている感じですね。

そして、人格を構成する小さなネットワーク（束）のひとつひとつがパーツです。いくつものパーツがネットワークでつながっていて、ひとつの人格として協働していると考えられているのです。

つまり、「パーツ＝ネガティブな感情だけを担当する」ということではありません。「楽しさ」「安心」「遊び心」など、ポジティブな感情を担当しているパーツも存在します。

すべての人は、このいろいろな機能を持ったパーツを持っており、状況に合わせて自然に使い分けているのです。仕事をしているときのロジカルな「わたし」、家族といるときのぐーたらしている「わたし」、スプラトゥーンをしているときのアグレッシブな「わたし」、といった具合に。

しかし、レベル2の解離の状態にある人は、過去に衝撃的な出来事を体験しており、そのときに感じた爆発的な怒りや悲しみをトラウマ担当のパーツに「封じ込めて」普段は見えないようにしています。激しすぎる怒りや、恐怖などを抱えるトラウマ担当のパーツは、全体のネットワークから切り離されるため、本来の「私」にはコントロールできません。

こうなると、本来の「私」は怒りたくないのに、壁の向こうの「わたし」が人が変わったように怒ってしまう。本来の「私」は言うことを聞きたくないのに、

「わたし」は気がつくと相手の言いなりになってしまう。そんなことが起こるわけです。これがレベル2の解離であり、トラウマ担当のパーツによるものです。

そして、さらにレベル3になると分断されていたパーツが、独自のキャラクターや一貫性（アイデンティティ）を持って行動するようになります。これが、いわゆる多重人格と呼ばれる状態です。

「いつもの私」とはまったく別の行動や思考、好き嫌いのパターンを持ち、口調や年齢、自称する名前も変わり、体質まで変わることもあります。そして、ほかの「わたし」と記憶を共有していないため、「その人」が出ているときのことを「いつもの私」は覚えていないことも多くあります。身に覚えがないのにメールを送っていたり、頼んだ覚えのない荷物が届いたりします。

このレベル3までくると、より複雑で症状も激しいため「単なる性格の問題」とは思われにくいでしょう。

医学的に重症とされているのは「レベル3」ですが、「レベル2」の解離はコントロールできない感情や行動の多くをしっかりと記憶しているがために、うまくいかないことを自分の性格や感情コントロール能力のせいにして、不当に自分を責めてしまっている方が多いように思います。

解離は「悪」ではない

解離について説明してきましたが、ここで強く強調したいのは「解離は悪いものではない」ということです。

ぼんやりして仕事に支障が出たり、トラウマ感情に苛まれたりすることは苦痛や人間関係におけるリスクを伴いますから、その状態から逃れたいと思われるかもしれません。

実際、解離はすぐに「抜け出さなければいけない」「治療しなければいけない」と考えている患者さんや治療者も少なくありません。

しかし、そこに解離があるということは、より大きな苦痛を避けるために身体が死力を尽くして「解離」という生存戦略を選んでいる、ということを忘れてはなりません。解離が機能していることには、メリットもあるのです。

つらい感情や記憶にアクセスできないようにすることは、とても合理的な生き方であり、日常の安全確保のために行われています。十分な準備が整っていない状態で解離という「防御策」だけを取り除くことは、危険が上回ります。

しかし、忙しさやストレスなどで日常のキャパシティがなくなってくると、解離をうまく機能させることができなくなります。

では次は、解離が機能しないとどうなるのか、そしてキャパシティを確保するにはどういったことをすればいいのかについて説明していきましょう。

「私」と「わたし」のせめぎ合い

ここで一度、タイトルである「がんばることをやめられない」という悩みに立ち返って考えてみましょう。

対人関係ストレスや疲労や病気、仕事の小さなミスや低気圧による不調など、ありとあらゆることで「私」のキャパシティは奪われます。

そうなると、日常を送るためのエネルギーを、壁を挟んだ「私」と「わたし」で奪い合うような形になるのです。また、パーツが抱えているつらさを刺激するようなショッキングな出来事があると、壁の向こうの「わたし」のほうがどんどん優勢になっていきます。

「私」と「わたし」のバランスが崩れ、パーツ側が大きくなりすぎると、パーツが抱えているつらさを抑え込むことができなくなります。さらに「私」がコントロールできる領域が少なくなり、日常をまわしていくことが難しくなります。

この構造が「がんばることをやめられない」の根本的な原因です。

「がんばる」パーツは、かつて自分を否定され深刻に傷ついた痛みを抱えたパーツを守るために生まれています。

二度とそんなつらい思いをさせないために「がんばる」ことを命じるのです。がんばって周囲の期待に応えられている限りは、自分を否定される危険性は少なくなります。「がんばる」という防衛策を手放すことはとても大きな恐怖を伴うのです。

「私」が「もう疲れた」「休みたい」と思っていても、壁の向こうから「ここでがんばらなければ危険だ」という逆らいがたい声が聞こえます。それに従ってずっとがんばり続けることで、「私」のキャパシティはどんどん小さくなっていきます。そうすると、壁の向こうの「わたし」の存在はどんどん大きくなり、さらにパーツの声が大きくなってきます。

コントロール感は失われ、危機感は増していき、休むことや断ることができなくなっていく、という悪循環を招いてしまうのです。

さらにキャパシティが失われ、「わたし」のほうが大きくなっていくと、いよいよ解離が維持できなくなります。その根底にあるトラウマが漏れ出し、「もうダメだ」「死んでしまいたい」とまで思ってしまうかもしれません。

逆に、「私」のほうが大きければ、「わたし」のつらさに影響されすぎることなく、日常をまわしていくことができます。キャパシティがあるほうが、かえって休みやすく、自分をゆるめることができやすく、苦痛が少ないのです。

「がんばる」戦略をとっている人が、自分にやさしくしたり、休もうとしたりしていたら、パーツが「そんなことして大丈夫？」「危険だ」と感じるのは当然の反応です。その反応を理解しつつも、結局「私」のキャパシティを維持できなければ、つらさを抑えることも、パーツたちと対話することもできません。

休むことに違和感があったとしても、この構造に気づき、「私」のキャパシティを確保するための行動を選択することがとても大切です。

次章で扱う内容について

ここまで、解離の種類と内容について詳しく説明してきました。次章の「私の中のいろんな『わたし』」は、この本のサブタイトルである「コントロールできない感情と『トラウマ』の関係」を、具体的に説明していくパートです。主に「区画化（アイデンティティの解離）」の「レベル2」に関する話題が中心になります。

いろいろな感情を持つ「わたし」たちが、どのような役割を持った存在なのかが少しずつ明らかになっていきます。

まずはそれぞれの存在を理解し、認めていくことが、苦痛を軽減していく上での第一歩となりうるので、ぜひ目を通してみていただけたらと思います。

第3章

私の中のいろんな「わたし」

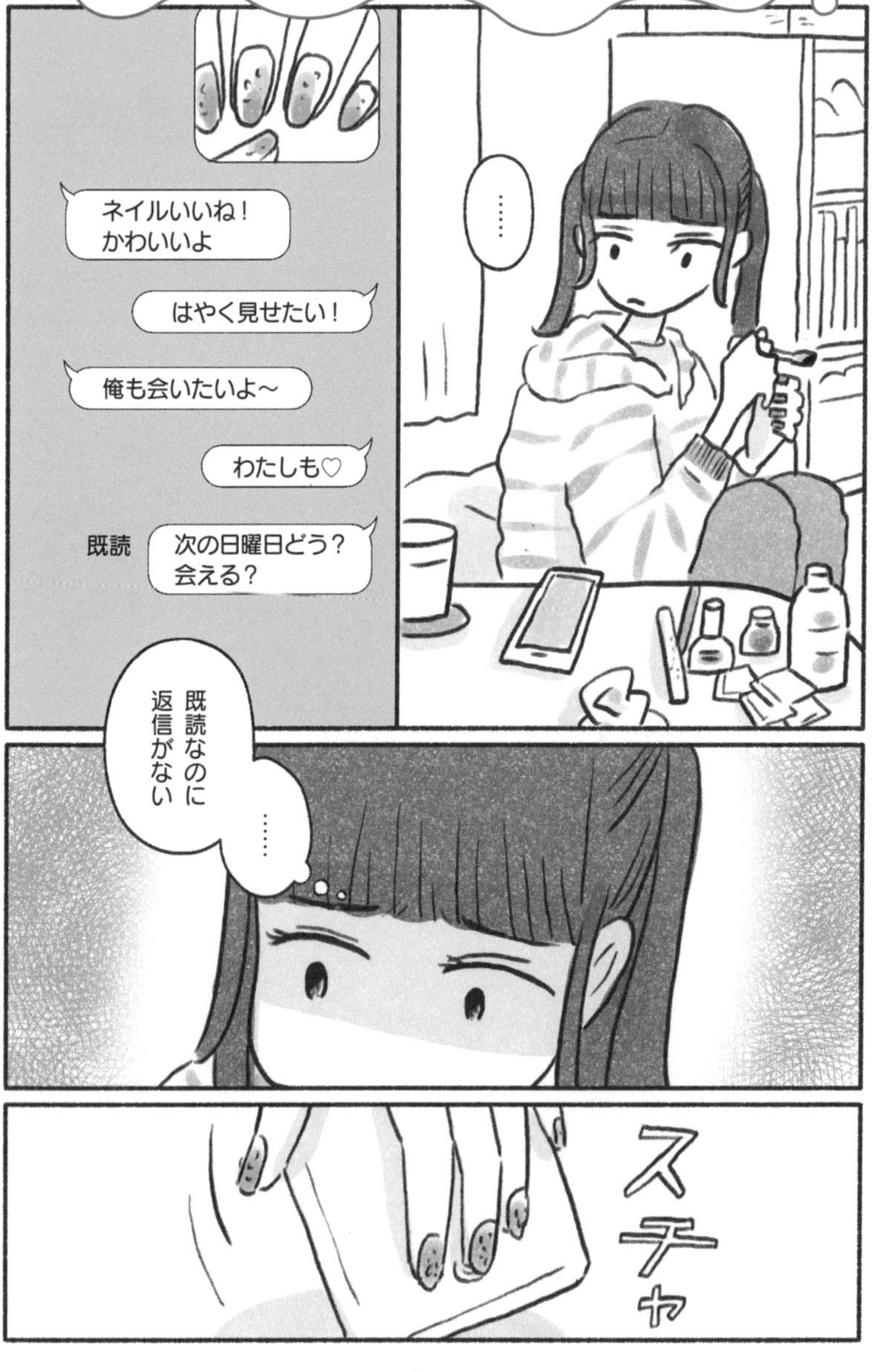
……
ネイルいいね！
かわいいよ
はやく見せたい！
俺も会いたいよ～
わたしも♡
既読
次の日曜日どう？
会える？
既読なのに
返信がない
……
スチャ

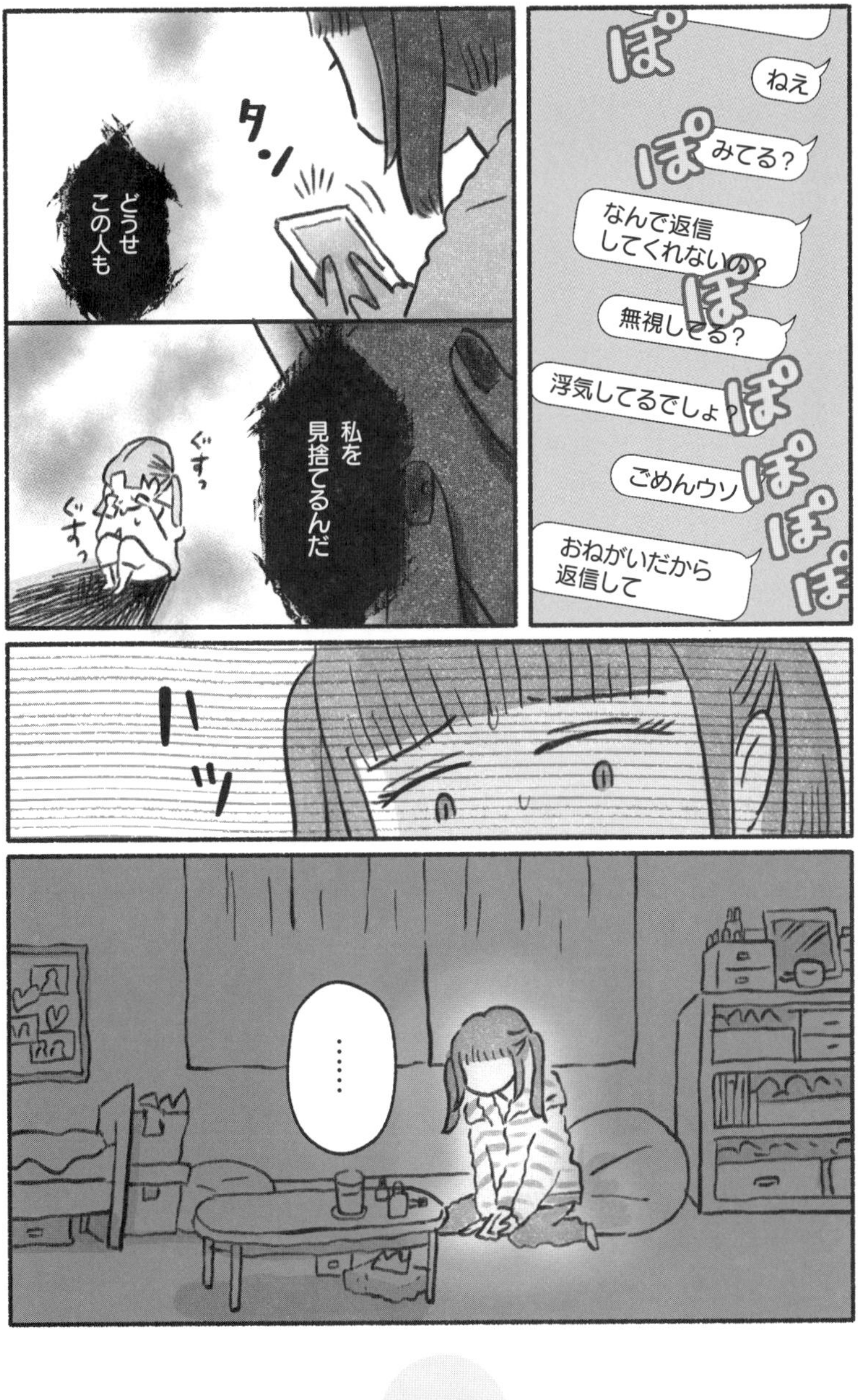
ぽ
ねえ
ぽ
みてる？
なんで返信
してくれないの？
ぽ
無視してる？
浮気してるでしょ？
ぽ
ごめんウソ
ぽ
ぽ
おねがいだから
返信して
ぽ
タン
どうせ
この人も
私を
見捨てるんだ
ぐすっ
ぐすっ
ハッ
……

幼少期に満たされなかった感覚

パートナーからの返信が少しでも遅くなると、気が狂いそうなほどさみしい。少しでも冷たい態度を取られると、「嫌われたのではないか」「見捨てられるのではないか」と不安になる。

このように、他者と親密な関係性を築くなかで極度のさみしさを感じたり、見捨てられることに大きな恐怖を感じたりする方は少なくありません。

これは、幼少期に満たされなかった「愛されたい」という感覚が心の奥にくすぶっており、何らかのきっかけで噴出している状態だと考えられます。

そもそも動物が何らかの危機を感じて不安になったとき、自らを安心させる最も基本的な方法は「他の個体にくっついて安心すること」です。

この「くっつくこと」を英語で「アタッチメント」といい、日本語では「愛着」という言葉に訳されています。愛着というと意味が限定されますが、本来は、身体的にも心理的にも、特定のだれかにくっついて安心したいと強く願う欲求や行動の傾向を指します。

幼い頃、こわくて不安なときに特定の大人にしっかりとくっつき、その都度、安心感を得られていれば、その子には「安心の感覚」が養われていきます。しかし残念ながら、家庭によっては、十分に安心を感じるほどのケアが得られないこともあります。

とくに子どもは心の容積が小さく弱い存在です。にもかかわらず、親などの親しい他者から大切に扱われることなく、安心を与えられなかったとしたらどうなるでしょうか。幼い子どもにとって「くっついて安心したい」「ケアしてほしい」「助けてほしい」という欲求が満たされないことは、**存在を脅かすレベルの恐怖**になりえることは容易に想像がつきます。

こうした葛藤を、解離によってやり過ごしていくのです。

「愛されたい」という欲求が満たされない環境であれば、その欲求そのものを「私が求めているものではない」と思い込む必要があります。

満たされないことによる深い傷つき、さみしさや恐怖などの感情は幼い子どもにとってまさしく「世界の終わり」のような激しい痛みを伴うため、パーツに追いやって分離しておかなければいけないのです。

こうして生まれるのが「愛を渇望するパーツ」と呼ばれるものです。このパーツがある人は、心を許した人と親密になることをとても強く願い、またその相手から離れられたり見捨てられたりすることを極度に恐れます。

これが、愛されることを強く願い、同時に見捨てられることを恐れる「わたし」の正体です。

パートナーからしばらく返信がないと、多少「さみしい」と感じることはよくあるでしょう。しかし、幼い頃から膨大な量の「さみしい」「愛されたい」という感情が心の中に埋蔵されている人は、そのちょっとしたさみしさが引き金になって激しい「見捨てられる恐怖」に襲われることになります。

返信がしばらく来ないだけで、身体感覚としては、まるで3歳児が夜中に突然山奥に放置されたかのようなレベルの恐怖を感じるのです。それゆえ、恐怖を感じている最中には、子ども返りしているような口調になることもあります。

この恐怖に脳のコックピットを乗っ取られると、「さみしい」「こわい」「見捨てないで」以外のことが一切考えられなくなり、気が気でない状態になります。でも、それは他人からは理解されず、「返信が返ってこないだけでおおげさじゃない?」などと言われてしまうのです。

このような状況が、さみしさや見捨てられる恐怖をさらに増幅させ、悪循環を引き起こすことになります。

パートナーへの「愛」が「執着」へ

幼い頃に安心の感覚が満たされなかった人は、パートナーとの関係性に関してほかにも特徴が見られます。

たとえば、かつて満たされなかったものを埋め合わせるように、パートナーに「理想的な親」のような見返りのない愛情を求めるのもそのひとつです。気になる相手を見つけると、「この人こそが心の穴を埋めてくれる人だ！」と理想化し、「近づきたい！」「愛されたい！」という強烈な衝動のもとに行動します。

同時に、見捨てられることへの不安が非常に強く、相手との関係が親密になるほど、わずかな感覚のズレさえも許容できなくなります。「なんで私の不安を理解してくれないの？」と自分の不安を完璧に癒やしてくれないことに怒りを感じ、相手の関心が自分に向いているかさらに不安になり、相手の愛情を確かめるために「試し行動」をしてしまうこともあります。

なぜなら、パートナーは「幼少期における親」のようなものであり、その関係は世界の秩序に等しいものです。「この人に好かれなければ、世界は終わってしまう」という確信を持っているため、相手の関心を引けないことは「世界崩壊の危機」とイコールになるのです。

しかし、こうしたコミュニケーションは相手にとっては「過度な要求」ともいえます。その結果、安定した関係を維持することが難しくなることが多くあります。

では、見捨てられるのがこわい「わたし」とはどのように付き合っていくのがよいのでしょうか。

過去と今の感情は違うもの

まずは、トラウマ担当のパーツである「わたし」の感情を、今ここにいる「私」の感情と分けてとらえていくことが大切です。

パーツが抱えている感情と本来の「私」の感情を混同してしまうことを「ブレンド化」といいますが、とくに愛を渇望するパーツとうまく付き合うためには、このブレンド化をしないことが重要になります。

なぜなら、パーツの衝動に従っているままでは、恋人や友人と安定的な関係を築くことは困難を極め、人間関係を破壊させてしまうからです。「安心できる相手と、安定的な関係を築きたい」という願いが、パーツの衝動に従うことで叶わなくなるというジレンマが起こるのです。

だからこそ、「さみしい」「こわい」「見捨てないで」という感情が湧いてきたときに、「この感情は本来の『私』自身の感情なのだろうか」と少し立ち止まってみるといいのかもしれません。

愛を渇望するパーツのニーズを本当の意味で満たしてあげられるのは、他者ではなく自分自身です。「わたし」との付き合い方についてはあとでお伝えしますが、まずはその存在に気づき、以前の自分が抱えていた満たされない感情と、今の「私」の感情の違いに気づくことからはじまるのです。

そして、「私」と「わたし」との関係性が、他人との関係性に表れてくる、ということも知っておくべきことです。

愛を渇望するパーツの「気づいてほしい」「わかってほしい」「ケアしてほしい」という欲求を、あなた自身が無視したり、抑え込もうとするほど、あなた自身が他人に対して感じる「わかってくれない」という気持ちが強くなるのです。

パートナーに「親代わり」を求めない

そしてもうひとつ大切なのは、パーツが求めていることを、他人（とくにパートナー）をつかって埋めようとしないことです。

パートナーに「親のような愛」を渇望することは、関係を安定的に維持することをとても難しくします。なぜなら、パートナーシップは親子関係ではないからです。

さらに、ここでいう「親」とは、「自分の中の理想の親」を意味しているからです。自分の欠損感や痛み、さみしさをすべて完璧に埋め合わせしてくれる存在としての「親」を求めてしまうので、どうしてもパートナーに求める期待値が過剰になってしまうのです。なお、このパーツを持っている方は、「親のような愛」をくれることを期待して、かなり年上の方をパートナーに選ぶ傾向もあります。

そして、ひとたび期待が裏切られると「なんでわかってくれないのか」という怒りや悲しみの感情が怒濤のように湧いてしまいます。ただ、そのニーズに応えられるのは、もはや「親」ではなく、神や菩薩というレベルの存在です。

そもそもパートナーと「親」の役割は違うものです。そしてパートナーシップとは、本来対等なものであり、お互いに欠点があることを受容しながら、言いたいことを言い合い、フォローしあえる関係であることが望ましいと考えます。

また、矛盾するようではありますが、パートナーに完璧な愛を求める一方で、同時に自分をないがしろにするパートナーから離れられないのも愛を渇望するパーツを持つ人の特徴です。

たとえば、だれかにぞんざいに扱われると「自分のことを雑に扱うような人からは離れよう」というのが一般的な考え方です。しかし、このパーツを持つ人は「この人に嫌われたら世界の終わりだ。だからどんなひどい扱いを受けても、離れられるよりマシだ」と考える傾向があります。

「離れたほうがいいよ」と他人から言われるような相手とどうしても離れられないときは、過去の「わたし」の感情を、現在の「私」の気持ちとして混同してしまっている可能性があるかもしれません。「離れたほうがいい」とわかっているのに、「どうしても離れられない」。こうした逆ベクトルの感情が同時にひとりの中に存在することはとても苦しく、また周囲からの理解を得られにくいものです。

ここでも本来の「私」とパーツの「わたし」の感情を分けて考えることが大切になってくるのです。

見捨てられたくない「わたし」を受容する

繰り返しになりますが、愛を渇望するパーツとは過去に「だれも私のことをわかってくれない」「みんな自分のもとを離れてしまう」という絶望的な経験をしたがゆえに、人格を解離させて生じたものです。

「見捨てられるのがこわい『わたし』」は過去の自分が生き延びるために生まれてきたものだということを、まず知っていただきたいのです。そして、それは抑えつけるべきものではなく、認めて尊重していくもの。それが、自分とのつながり方を変えていくための第一歩となるのです。

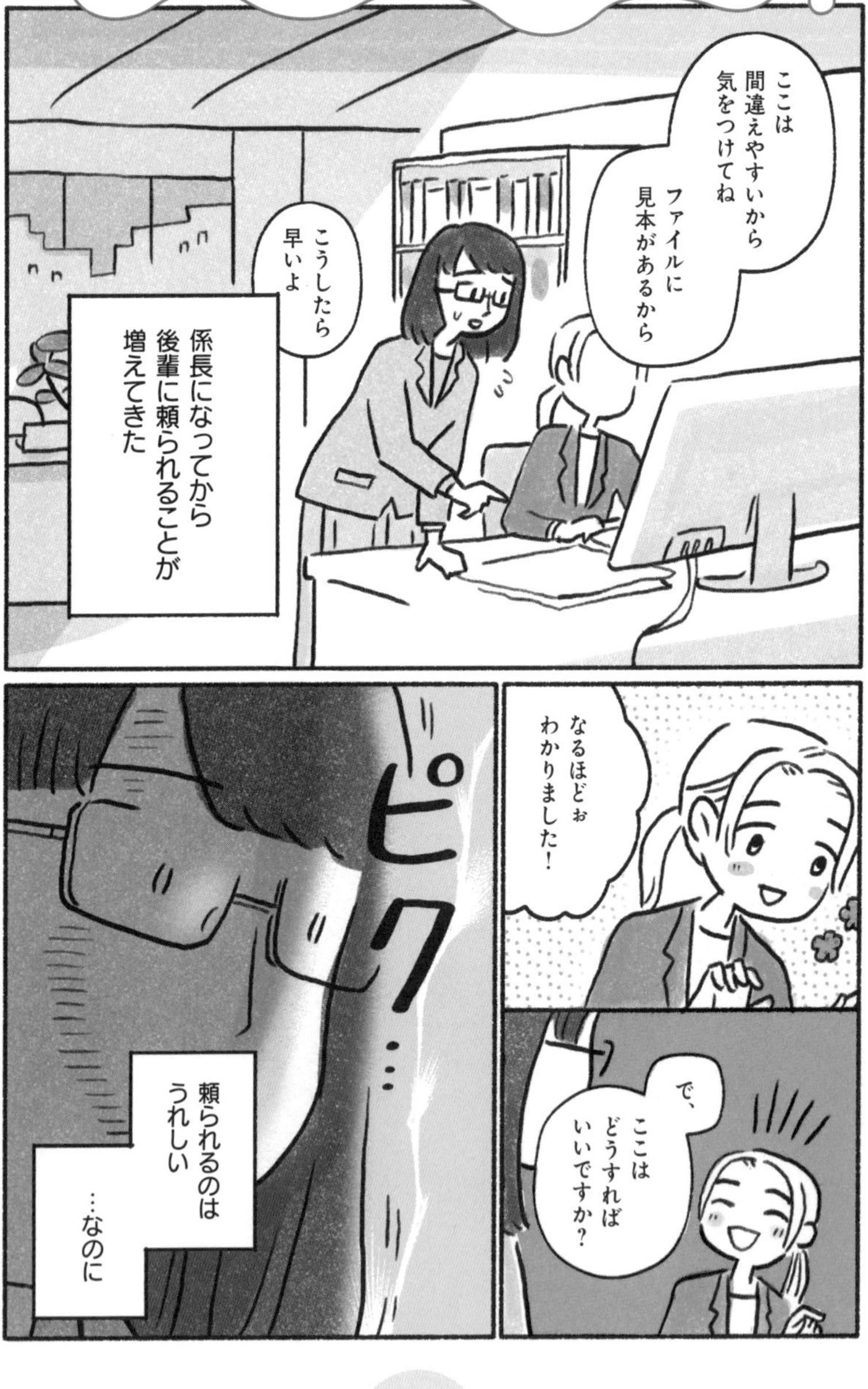
ここは間違えやすいから気をつけてね
ファイルに見本があるから
こうしたら早いよ
係長になってから後輩に頼られることが増えてきた
なるほどぉ わかりました！
で、ここはどうすればいいですか？
ピク…
頼られるのはうれしい
…なのに

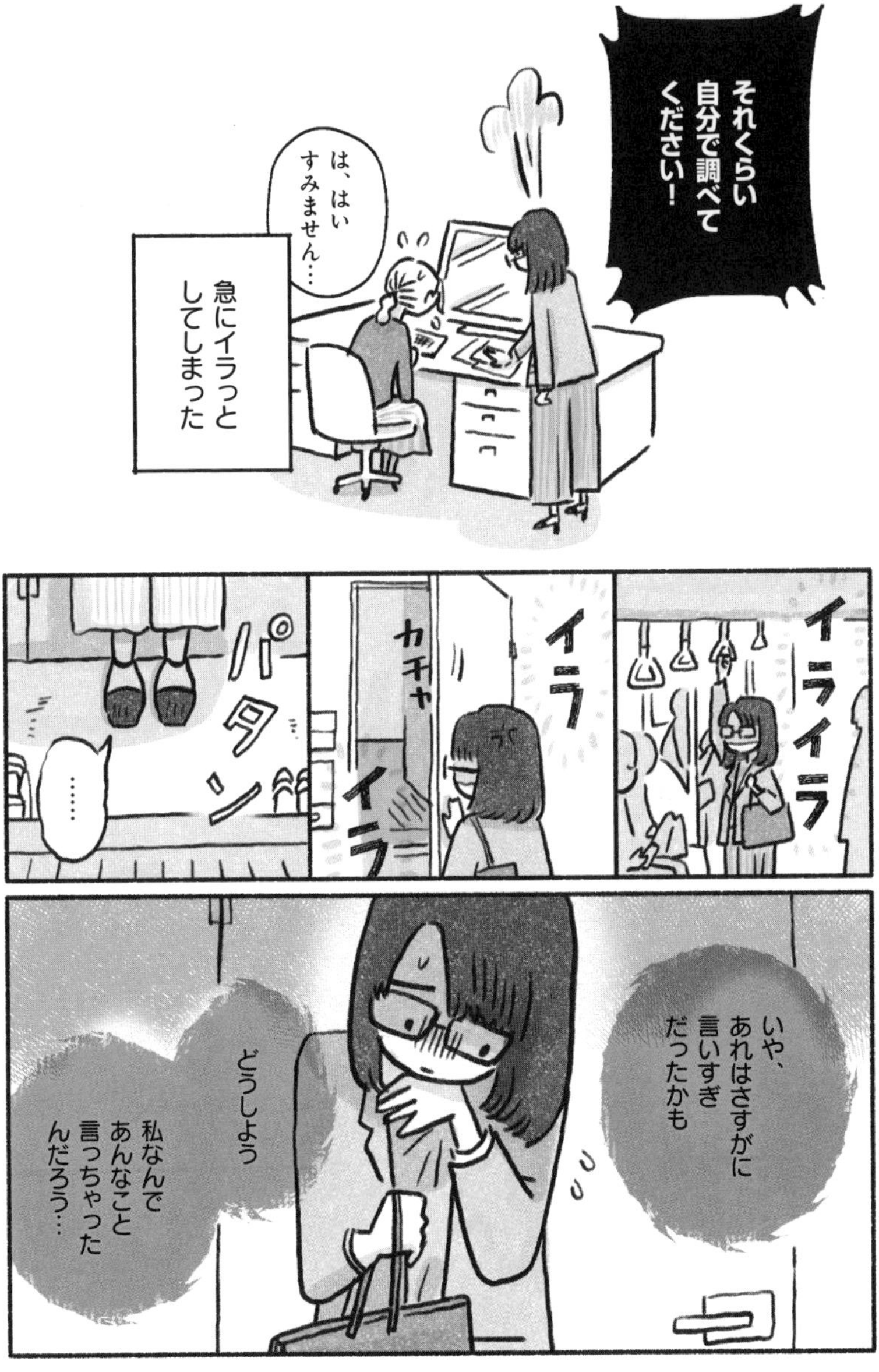
それくらい
自分で調べて
ください！
は、はい
すみません…
急にイラっと
してしまった
イライラ
イラ
カチャ
イラ
パタン
……
いや、
あれはさすがに
言いすぎ
だったかも
どうしよう
私なんで
あんなこと
言っちゃった
んだろう…

怒る他者によって翻弄された記憶

次に取り扱うのは、怒り狂う「わたし」です。最近は「アンガーマネジメント」という言葉も一般的になってきましたが、怒りは、うまく付き合っていくのが最も難しい感情のひとつでしょう。

私の知り合いに、普段は温厚なのに月に1回の頻度で、周囲を燃やしつくすほどの怒りを爆発させてしまう「月イチ呂布※」といわれていた人がいました。その人は決まって、怒りをぶちまけたあとに深く後悔していました。

このように人が変わったように怒り狂う瞬間は、まさしく「怒りのパーツ」に脳のコックピットを乗っ取られている状態だといえます。

※中国の武将で武術に秀でていたことから恐れられていた人物

怒りや嫉妬といったネガティブな感情は、それが生じただけでも苦しく、「感情をコントロールできない自分」に傷ついてしまう感情の代表格だと思います。

そのため、怒りの感情そのものに対して、ネガティブなイメージを持っている人も少なくありません。そして、制御しがたい怒りに苦しんでいる人は、むしろ普段は温厚で怒りを抑圧しているタイプの方が多いと思います。


怒りという感情を抑え込もうとする背景には、親などの他人の怒りに翻弄され深く傷ついてきた経験や、自分の怒りによって大事な関係を壊してしまった経験などがあります。怒りに限らず、激しい感情そのものがこわいため、自分の感情に深く触れないようにしている、という人もいます。

僕が過去に出会った中では、成績が悪いことを母親からヒステリックに怒られ続けて傷つき、「怒り」そのものがこわくなってしまったという人がいました。その人は「怒り」をなるべく感じないように封印してきましたが、職場の人のあまりの理不尽な扱いに耐えかねてついに怒りをあらわにしたあとに、「母親みたいに怒ってしまった」「あんな人になりたくなかったのに」と深く傷ついていました。このように、怒りの感情による傷つきは重層的で複雑なものなのです。

「怒り」は自分を守る感情である

では、こうした怒り狂う「わたし」とうまく付き合っていくにはどうしたらいいのでしょうか。

まずは、「すべての感情には役割がある」と気づくことからはじまるのだと僕は思っています。

怒りは、相手が一定の境界線を踏み越えたことに気づかせてくれる本能的な感情です。不快なズレや危険を感じると怒りという感情が生じ、自分を守るための行動をとることができます。怒りは自分を大切にするためにはある種欠かせない感情ともいえるのです。

僕は、怒りの本質は「押し返す力」だと考えています。怒りのエネルギーがなければ、相手の攻撃や支配から、自分や自分の大切な人たちを守ることがとても難しくなるからです。

「ヘルシー・アグレッション（健全な怒り）」という言葉があります。怒りを健全に働かせることで、他者の不当な要求を突っぱねるエネルギーを得ることができるという意味です。まさに自分と他者との境界線を引く上で「怒り」は主原料ともいうべき感情で、自らの存在を守るガードマンのような存在なのです。

怒りを表現できない普段の「私」は、他人から不当な扱いを受けても反撃できません。あまりにやられっぱなしになって、このままでは自分が守れないと思ったときに、無意識的に怒りパーツである「わたし」が出現し、危害を与えてくる他者を反撃することで本来の「私」を守護するのです。

つまり、怒りの感情そのものは決して敵ではありません。普段怒りを封じ込めている「私」の代わりに怒りの感情をすべて引き受けると同時に、他者が一定のラインを超えたら「私」の代わりに猛反撃する防衛機構なのです。

もしかすると、こうした怒りのパーツの働きがなければ、過去のあなたは危害や支配から逃れて生き延びることは難しかったのかもしれません。

怒りも含め、パーツが関わる感情とうまく付き合うための原則があります。

それは、自分の中から生じた感情がいかにネガティブなものであっても、押し込めたり、なかったことにしようとしたりせずに、まずは自分のものとして大事にするということです。怒りのパーツが発動したら、まずはその感情を大切に認めてほしいと思います。

「マネジメント」できない怒りもある

「アンガーマネジメント」という言葉があります。認知トレーニングにより自分の怒りを客観視し、コントロールしようとする技法のことです。

認知や感情調整の能力が日常生活において重要であることに異論はありません。しかし、自分でコントロールできるレベルの感情は比較的軽度のものだと思います。

実際、『アンガーマネジメント』という言葉自体が嫌い」という方は少なくありません。

コントロールできる範囲の外にある「怒り」に苦しんでいるのに、それが理解されず、周囲から「アンガーマネジメント」の本を勧められるというケースが後を絶たず、ある方はそれを「アンガーマネジメント・ハラスメント」と呼んでいました。

繰り返しますが、アンガーマネジメントをはじめとする認知トレーニングは素晴らしい技術です。

しかし、トラウマ性の怒りが出ているとき、「認知」を司る脳の部位の機能は大きく低下します。感情を抑えきれないことによって、強い罪悪感や恥の感覚に苦しむ人はとても多いのです。

怒りの感情は表明しづらいもの

ここで、怒りとの付き合い方についてもう少し触れていきます。

怒りという気持ちは、さみしさや恥、悲しみなどの感情の表現として表れてきます。

少し話は戻りますが、第1章に怒りの「埋蔵量」の話がありました。

パートナーからのＬＩＮＥがすぐ返ってこなかったとしましょう。そこで感じたさみしさ・悲しさが「3」だったとします。

その「3」のさみしさが、壁の奥のパーツによって増幅され、「１００」となって引き出されてしまうことがあります。

そして、その増幅された感情が「こんな悲しさ・さみしさを感じさせるなんて許せない」とパートナーを対象とした怒りに変化し、「１００」の怒りとして返される、ということがあるのです。

さて、ここで「100」を受け取った相手は、どう感じるでしょうか。

たとえば、誤って足を踏んづけてしまった人に、「すいません」と謝ったにもかかわらず、反撃として棒で殴られたとしたら、こちらに非があったとしても「理不尽」と感じるのではないでしょうか。

「増幅された怒り」をぶつけられるというのは、とても傷つくことでもあります。

寛容な人は、何度かは受け止めてくれるかもしれません。

しかし、多く受け取った「97」の分は、相手の心の中に「負債」として残り続けます。

それが何度も何度も積み重なっているとしたら、「なんでこんなに怒られなければならないのだろう」と、その負債額は相当なものになっていくでしょう。

でも、あなたが「相手が私を怒らせたのだから、このぐらい怒って当然だ」という認識でいる限り、そのギャップに気づくことができません。ここに、とても大きなコミュニケーションリスクが存在するのです。

リスクを回避するためには、自分が本来感じた「3」の感情と、増幅分の「97」をしっかり切り分ける必要があります。自分の体感としては「100」なのだけど、本来感じるべきなのは「3」くらいかな、という推測ができるようになる、ということです。

そして、増幅分の「97」は、何らかの方法で自力で対処して、「3」の分だけの違和感や不満を伝える、ということができるようになると、その関係性は大きく安定につながります。

これは難しいことだと思います。だって体感的には「100」の怒りを感じているのですから。

それでも、もしその人との関係性を対等で安定したものにしたいとしたら、ぜひとも身につけておいたほうがいい技術だと考えます。

もうひとつ大事な点は、「怒りを伝えること自体が悪いのではない」ということです。

とくに深い傷つきがあり、後述の「迎合・服従」のパーツが働いている人は、怒りの気持ちを表現することに抵抗感を持ちます。

しかし、そうした「相手に寄せる」戦略を持っている人が、「怒り」を見せようとする、というのはある種の信頼が生まれている証でもあります。

受け止める側としても、ズレを教えてくれることは、良好な関係を維持する上でとても有益な情報であり、ありがたいと感じるものなのです（これは、相手があなたを支配しようとしているのではなく、対等で安定した関係を築きたいと思っていた場合に限ります）。

個人的な話になりますが、僕自身も相手との間にある「ズレ」になかなか気づけず、気づかぬうちに相手に不快な思いをさせてしまうことがあります。そして、相手が「怒り」を見せてくれたことで、それまでのコミュニケーションが実はうまくいっていなかったことに気づかされ、ショックを受けることもあります。

しかし、関係性が壊れるリスクを背負ってまで「ズレがある」「うまくいっていない」という正直な気持ちをあらわにしてくれたことに対して、感謝の気持ちを持って受け止めたいとも思っています。

一方で、表現された怒りがあまりに大きすぎると、そのメッセージを受け止めることができず、ショックを受けてしまう人が多いというのも事実です（僕の個人的な感覚としては、こちらの「3」の過失に対して、「3」の表現で返してくれたら一番いいなと思うけど、「10」くらいまでなら何度かは耐えられるかな。でも、「97」だったらたぶん受け止めきれないだろうな、という感じです）。

相手が大切な人であるほど、その人との間にズレがあることを認めることはつらくなりますし、それを指摘することはとても勇気が必要なことです。それでも、そのズレと向き合って、お互いに丁寧に修正していくことが、関係性を深め、より安心なものへと育てていくために大切なことなのではないかとも思います。

怒りや違和感というのは、そういった大事なズレを教えてくれる重要な感情であり、決して無視されるべきものではありません。

それを関係性の向上に生かすには、本来の「私」の怒りと「わたし」によって増幅されている分を見極めた上で、適切な伝え方をすることが望ましいでしょう。

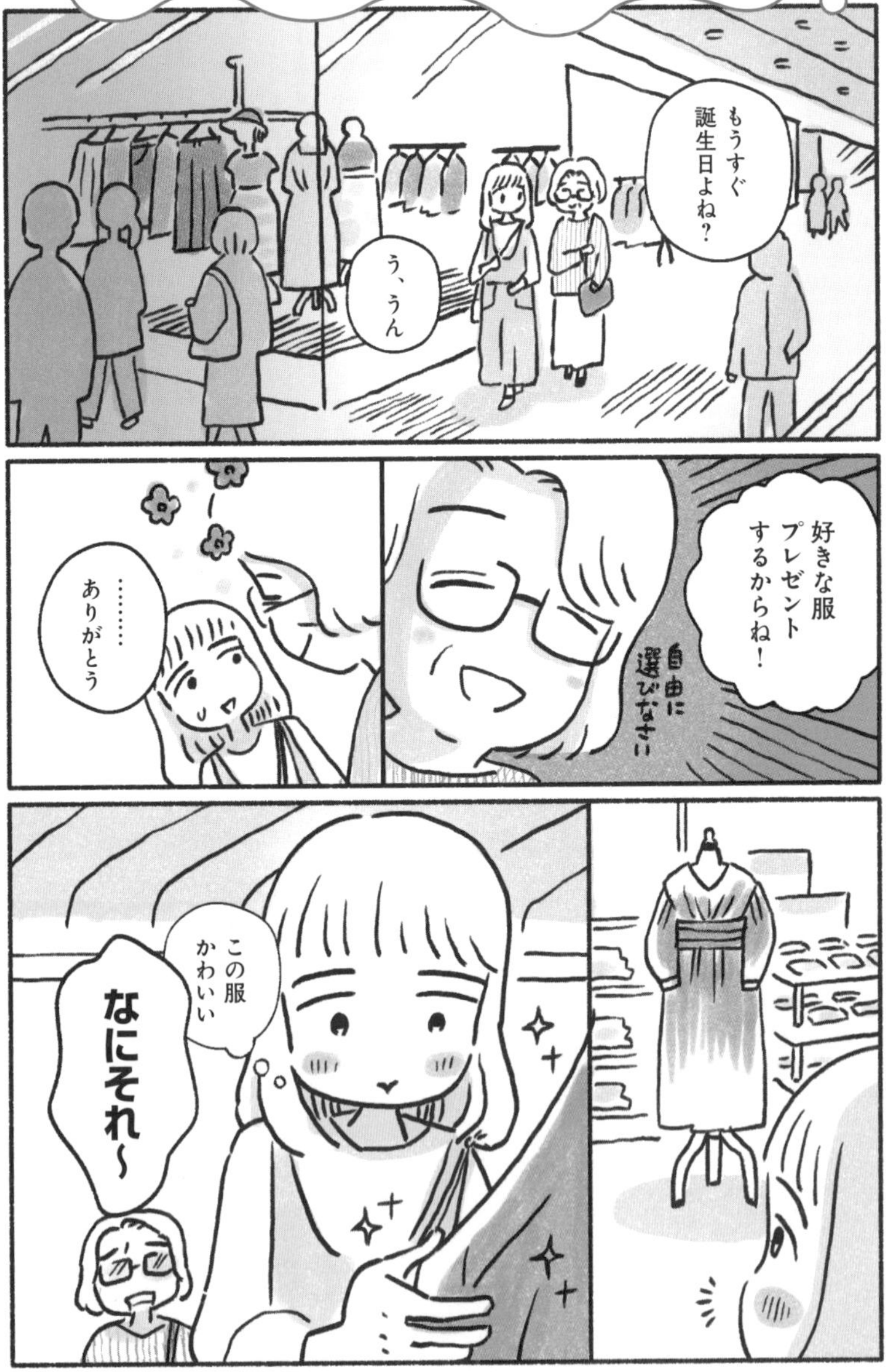
もうすぐ誕生日よね?
う、うん
好きな服プレゼントするからね!
自由に選びなさい
………ありがとう
この服かわいい
なにそれ〜

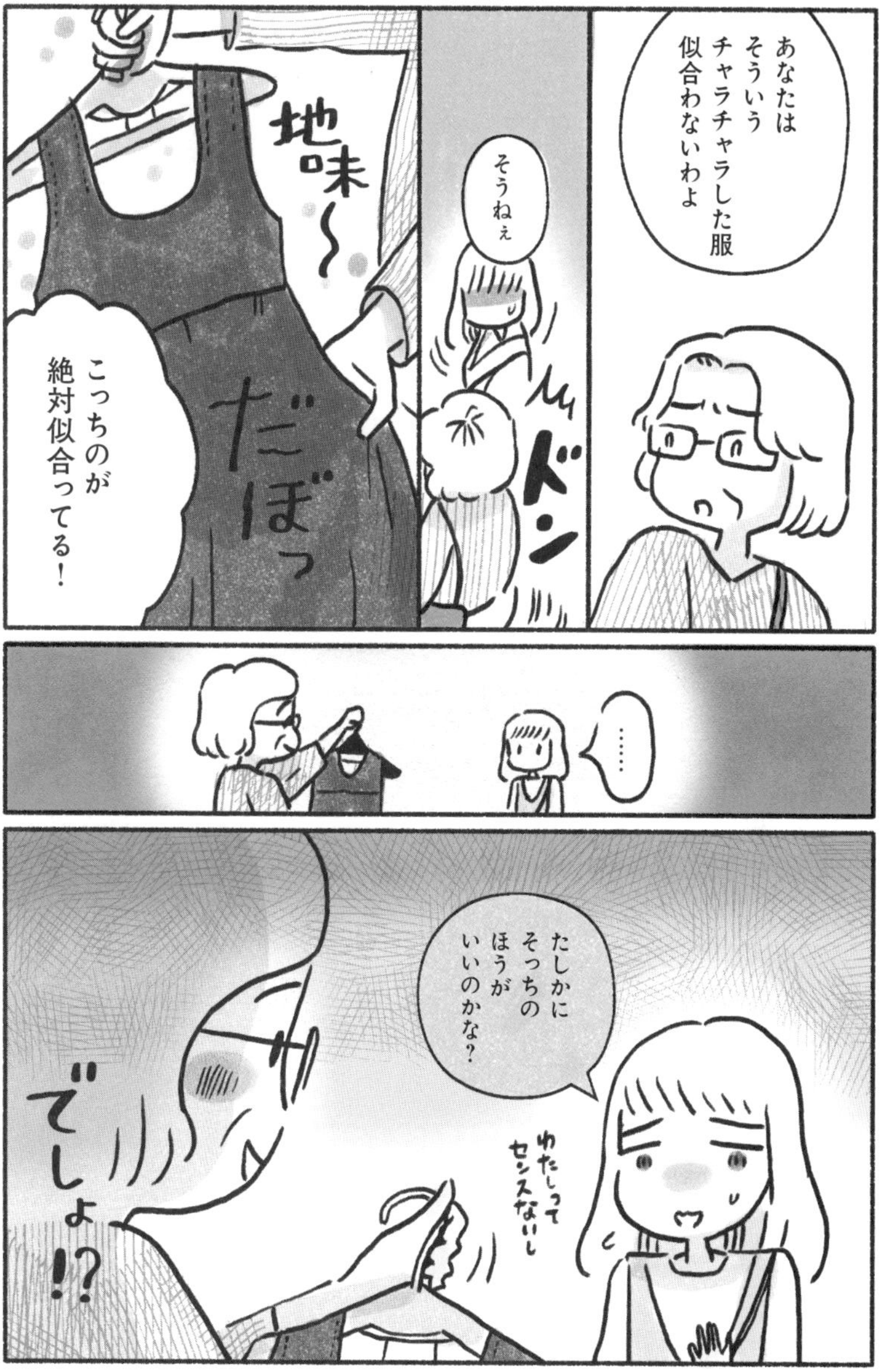
あなたは
そういう
チャラチャラした服
似合わないわよ
ドン
そうねぇ
地味〜
だぼっ
こっちのが
絶対似合ってる！
……
たしかに
そっちの
ほうが
いいのかな？
わたしって
センスないし
でしょ!?

相手に寄せるコミュニケーションの天才

相手の要求にすべて応えようとしたり、喜ばせようとしたりしてしまうのもトラウマ反応である。そう言うと驚かれるでしょうか。

どうしても相手に「NO」を言えないのは、決して意志の強さの問題ではありません。自らの安全のために周囲の人との争いを避けたり、相手に喜んでもらおうと必死に行動したりすることを「フォーン反応」といいます。フォーンとは英語で「小鹿」。小動物のように相手の機嫌をうかがい、へつらうことを意味します。

フォーン反応を持つ人は、とても温和で思慮深く、親切な人として見られます。相手に一切の不快感を与えない、いわゆる「寄せる」コミュニケーションの達人です。

相手のニーズを的確に見抜いた上で完璧に体現してくれるため、それが尋常ではない気遣いの能力や、おもてなしに満ちた接客態度などとして表れ、高い評価につながります。

しかし、外見は穏やかに見えていても、常に「コミュニケーションの正解」を探しているため、内面はずっと緊張と不安でいっぱいです。

「自分は相手が思っているような立派な人間じゃない」「本当は空っぽで最悪な人間なのに」と思っていたり、「自分の本当の姿を知ったら、だれもが自分のことを嫌いになるだろう」という確信めいた低い自己評価をしていたりします。

そして、それが絶対にバレないように、死にものぐるいで周囲の期待に応え続けます。周りの人が自分のことを「理想化」していくことに苦しさを覚えながらも、ますます社会的なニーズに応えることに必死になるのです。

それがゆえに「正解（＝喜ばせる方法）がわかりにくい相手」や「あなたのやりたいことや望みは何？」と聞いてくるような人を苦手とする傾向があります。

自分に対して感じる「偽物感」

また、常に相手本位であることが当たり前すぎて、「自分がない」とか「こんな自分は偽物だ」と感じていたりします。そのことに関して、自らの存在を消してしまいたいと思うほどの自己嫌悪感を持っていることも珍しくありません。

このように、自分の都合を度外視してまで相手を喜ばせることに必死で、かつ客観的な評価からは想像もつかないほど自己評価が低いため、暴力的・依存的な相手にひたすら尽くしていたり、自罰的なまでに過酷な環境で働き続けたりしています。

さらに状況を悪化させているのは、こうした態度が「察する文化・他者本位・和をもって尊しとなす」といった、いわゆる我が国の美徳と見事なまでに噛みあってしまっていることです。

「美徳」とされる生き方を忠実に体現する姿勢に、まさかトラウマ反応としての側面があるとは夢にも思わないでしょう。こうした事実を、どうか知ってほしいという気持ちが、本書を書く大きなモチベーションになっています。

この国の社会で生き残っていくために多くの人が自然と身につけている「忖度」や、集団を維持するための「同調圧力」、就活などで見られる「強制された自発性」といったコミュニケーションの問題にも深く関わっています。

僕も含めて、これらの概念とまったく無関係でいる人はほとんどいないのではないでしょうか。それだけ、トラウマ的な迎合というのは身近に潜んでいるものなのです。

無力な存在にとっての合理的な選択肢

ではなぜ、服従や迎合がトラウマ反応といえるのでしょうか。

それは服従とは、自分が無力な存在であるときの、もっとも合理的な生存戦略であるからです。


たとえば、圧倒的に弱い存在である子どもは、まったく安心感がない環境において、どのように生き残っていけばいいでしょうか。

答えは、その場で最も影響力が大きい人間の要求にひたすら応え続けることです。敵意がないことを示し、迎合して「なんでもするから、攻撃をやめてください。許してください。ここにいさせてください」という態度を取り続けることが、生存確率を最も高める選択になるのです。

そうした「捕虜」のような環境において、「自分らしさ」は害悪にしかなりません。生殺与奪《せいさつよだつ》の一切を相手に握られている状況下での最も安全な戦略は、自分のニーズをすべて殺し、積極的に相手に服従することです。

しかし、相手に服従し続けることによって、尊厳は大きく傷つけられ、恥の感覚が生じます。ここでいう恥とは、ちょっと気恥ずかしいというレベルではなく、生き恥や恥辱感といった、生きづらさに直結するレベルの感情です。この大きな苦痛を、人格の一部として解離させて苦痛をやり過ごす必要があります。

このようにして、服従・迎合のパーツを生み出すことは、無力な時期に苛烈な環境を生き延びるための、最も優れた術なのです。

人生の早い段階でこの服従という戦略を得ることで、その後の人間関係のあり方が大きく影響を受けることは想像に難くないでしょう。自分がどれだけ疲れ果てていても、相手のために常につくすことが当たり前になってしまうため、支配的な人間関係に身を置くことがどうしても増えてしまいます。

アンフェアな人間関係や行きすぎた献身的行為を、つらくてやめたいとはどこかで思ってはいても、動物的な危機感がそれを許してくれません。

自らが破滅しかけていても他人のためにがんばり続けられてしまう人には、この服従・迎合のパーツが深く関わっているものと思われます。

能動的にも受動的にも「演じている」

前述したとおり、服従・迎合戦略を取り続けている人は「自分らしさがない」という欠損感や、「すぐ相手に迎合する自分は卑しい」といった自己嫌悪を抱えているケースが多くあります。そして、そうした生き方を「選択している」自分に対してのふがいなさや無力感を覚えていたりします。

しかし、それは本当にあなた自身の選択といえるでしょうか。相手への服従や迎合を本当に自らの意志で選んでいるならば、苦しさを感じることはないはずです。へつらいの態度は自分の本来の意志とは無関係の「反射的」なものであるにもかかわらず、それをあたかもすべて自分の意志で能動的に行っていると錯覚しているのかもしれません。

しかし、実情はもっと複雑なものです。迎合とは、和睦のための戦略であり、コミュニケーションが成立しやすくなるというメリットもあります。だから、反射的ではあるけど、「やりたくてやっている」部分も一部含まれている。このことが、本人の苦痛をより深く複雑なものにしているのです。

ある方はその複雑な心境を、「勝手に演じていて、勝手に傷ついている」と表現してくれました。そこには、「演じている自分」への嫌悪感があります。

「演じる」という行為に、受動性と能動性が混在しているからこそ、その苦悩の心情はより複雑なものにならざるをえません。

この複雑さの背景に、「建設的なコミュニケーションを成立させたい本来の『私』」と「安全確保のために服従・迎合戦略をとらざるをえないパーツの『わたし』」の混同（ブレンド化）があると思っています。

とても難しいことではありますが、ここで、「私」と「わたし」の違い、つまり「100％の自由意思による選択ではない」と気付くことが、とても重要なのです。

そして、疲弊してしまうほど誰かのための役割を演じ続けてしまう「わたし」のことを、「私」を守ろうとする別の存在（パーツ）としてとらえ直し、リスペクトを持って接することができれば、「自分が意味不明で嫌になる」という印象は少しずつ変わってくるかもしれません。

今は最適ではない生存戦略かもしれない

繰り返しになりますが、服従や迎合という生存戦略が発動せざるをえないような場面において、「自分らしさ」を持つことや相手の要求を断ることは危険でしかなかったのです。

自分らしさを極限まで削ぎ落とすことによって生き延びてきたわけであり、その戦略はそのときを切り抜けるために絶対に必要なものだったはずです。

ほんの少しずつでも、「そのとき」の服従や迎合が、あなたの命を守るために最も合理的な戦略であったと、肯定的に認めていくことができないでしょうか。

そして、自分らしさがないことを責めているということは、今は自分らしさを求めてもよいくらいには安全な環境にまで、あなたが生きて到達している証なのではないでしょうか。
だとすると、その生存力の高さ、ここまで生き抜いてきたことそのものが、無条件のリスペクトに値するものです。そして、あなたの今の環境であれば、万人に服従や迎合を貫くことがもはや最適の戦略ではなくなっている可能性が高いです。

困難な局面で、あなたの命を守るために徹底服従を貫いてくれた「わたし」を労いつつも、これ以上はその子にがんばらせなくてもいいやり方があるのではないかと思います。

すべての人に迎合していくことは不可能ですし、すべての要求やアドバイスに従う必要はありません。
あなたのその気遣いは、あなたに対してリスペクトを持ってフェアに扱ってくれる人にこそ向けられるべきだと思います。口先だけではなく、本当にあなたのことを尊重してくれる人とそうでない人を見分ける力さえあれば、この戦略は「素直さ」として大きなプラスになります。

まずは、あなたが気を遣いたいと心から思える人と、そうではない人の識別をしていき、「あなたを大事にしてくれなくて、かつ、あなたに及ぼす影響度が低い人」から、少しずつこの戦略を取り下げてみるのもいいのかもしれません。

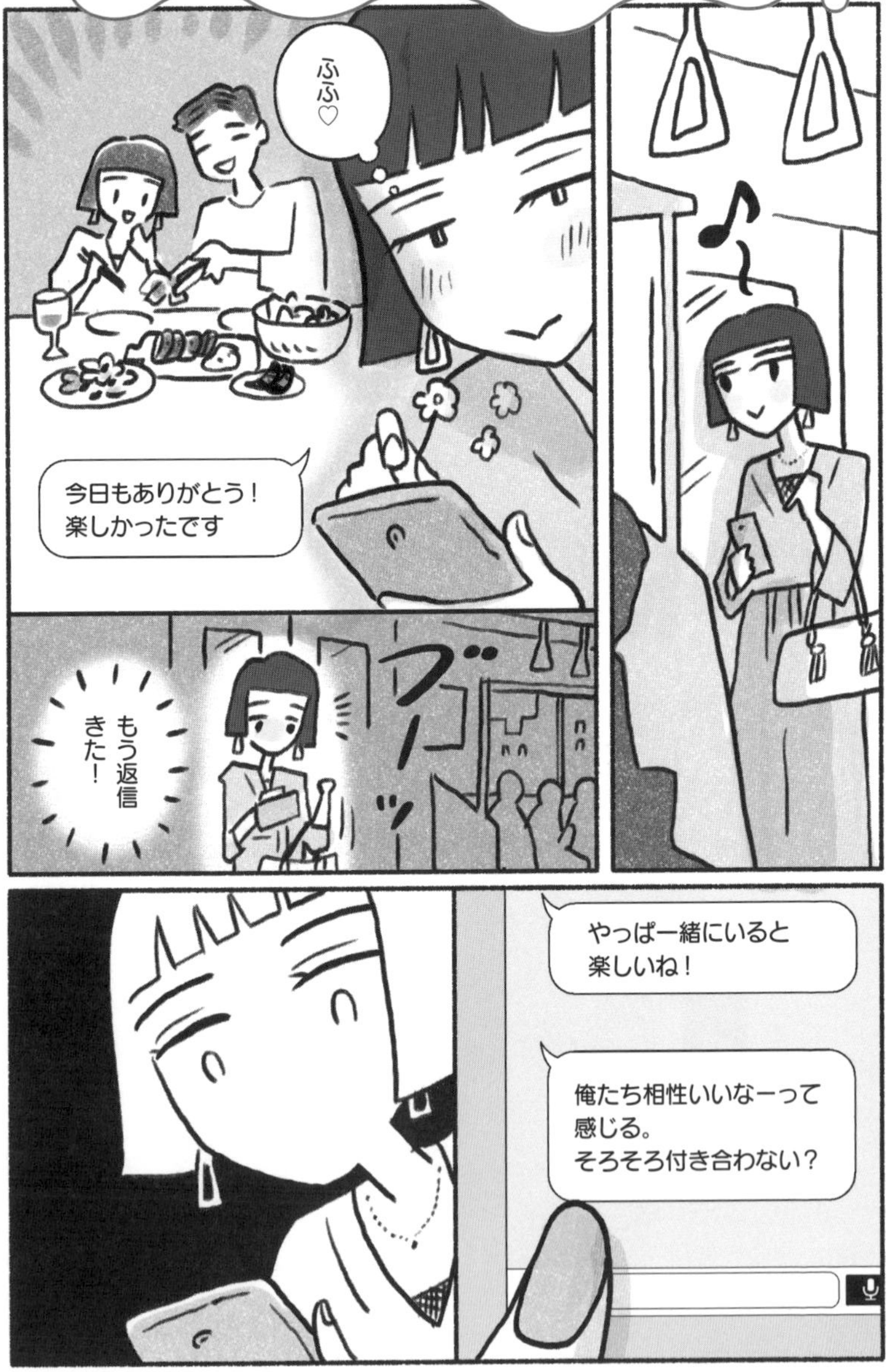
ふふ♡
今日もありがとう！
楽しかったです
♪
ブーッ
もう返信きた！
やっぱ一緒にいると
楽しいね！
俺たち相性いいなーって
感じる。
そろそろ付き合わない？

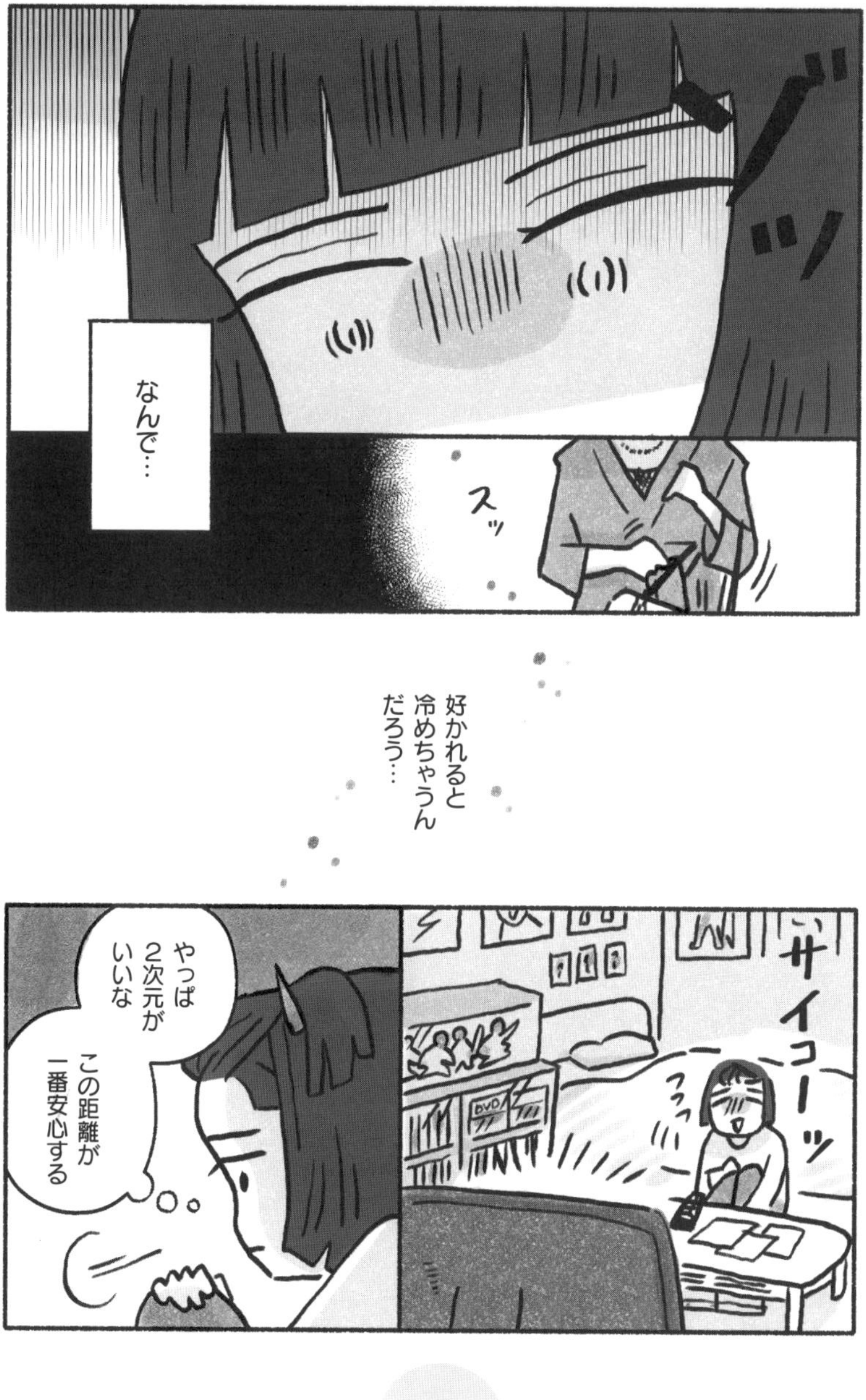
ゾッ
なんで…
スッ
好かれると冷めちゃうんだろう…
サイコーーッ
やっぱ2次元がいいな
この距離が一番安心する

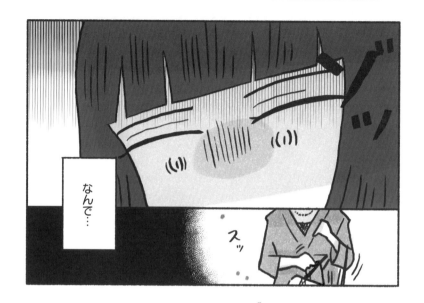

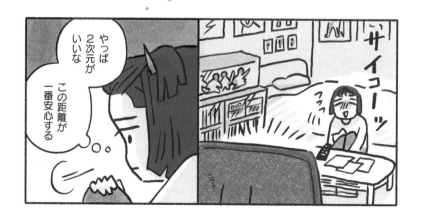

信じて裏切られた過去の記憶

どうしても人に頼ることができない。
自分の本当の気持ちを他人に話すことができない。
人と親しくなることがぜんぶこわい。

そう悩む人たちがいます。人と親しくなるなんて、とても簡単なことに思えるのに、なぜか自分にはそれができない。その感覚が、あなたを苦しめているかもしれません。

しかし、そう感じるのはまったくおかしいことではありません。他人に頼れるのも、自己開示ができるのも、「他人に頼ってよかった」「正直に打ち明けてよかった」という経験がある人だけです。その経験が得られにくい環境であったとしたら、他人に対して不信を貫くことはむしろ合理的でしょう。

そもそも頼ることや自己を開示することは、相手に無防備な自分を晒すことになるので、とても危険な行為です。勇気を出して頼ったり、自分のつらさを打ち明けたりしても、それを無下にされたり、裏切られたり、それを理由に支配的な関係に持ち込まれてしまうことだってあります。

そうした傷つきの経験があれば、人を頼ることや自己開示することに、強い拒絶感や恐怖を感じることは自然なこと。「信じて、裏切られる」という痛みが耐えがたいからこそ、それを二度と経験しないために、「不信」という防衛策を取っているのです。

こうした反応は、親しい他者から境界線を踏み越えられて危害を加えられた経験や、深く傷つけられた経験から生まれたトラウマ反応かもしれません。親しい友人やパートナーからの裏切り、そして、両親が常に激しくケンカをしている環境で幼少期を過ごすことなどがトラウマの源泉になりえます。

家族とは親密さの象徴です。その家族関係に問題があれば、「親密であること」が無条件に素晴らしいとは到底思えず、親密さを生じるような人間関係に対して回避的になってしまうのです。

これらの経験がある場合、他者に心理的に近づかれることに生理的嫌悪を感じるのはしごく当然のことです。そしてこうした「親密さ」に紐づくつらい経験を自分から解離するために生み出されるのが「回避・拒絶パーツ」です。回避・拒絶パーツは、親密さによる傷つきから「私」を守ってくれるのです。

近づきすぎると離れたくなる

回避・拒絶パーツを持つ人にとって、人と親密になることは大きな恐怖です。ですから「ああ、この人には大事なことを話しすぎてしまった」「心を許しすぎてしまった」と思ったとき、急にその人と距離を取らなければいけないと感じ、その衝動に抗うことができません。この衝動は、意図的にではなく無意識に反射レベルで起こります。

これは、回避・拒絶パーツ、つまりコントロールができない「わたし」の働きなのです。

◎他人から親密になろうとアプローチされたり、パートナーから「本当に僕・私のこと好きなの？」と問われたりすると思わず「ウッ」となる
◎逃げられない関係を約束されたり、コミット（本気で関わること）を求められたりするのが苦手
◎性的な接触を極度に苦手としていたり、反対に、あたかも取引のようにとてもドライに扱ったりする

他者と一緒にいて「安心してしまう自分」に恐怖を感じるのも、親密な人間関係の中で傷ついてきた人にとってとても自然な反応です。

ただ、不可解な自分の行動について自身の中で整合性を保つ必要があります。だからこそ「これ以上この人に関わったら迷惑がかかる」と思い込んだり、相手の言動に不可解な点を探して「やっぱりこの人は信じられない」と思い込んだりして、なんとか「離れる理由」を探そうとするのです。

回避・拒絶パーツを持つ人は適度に壁をつくって距離をコントロールしていたほうが安全だと感じます。そして、距離の調整が煩わしくなってきたら、ときおり人間関係をリセットしたくなることも多いのです。

他者の悩みや対人関係のイザコザに疲弊するまで巻き込まれたり、依存的な相手に振り回されたりすることで、他者に対する信頼感は失われていきます。いきなり相手に距離を詰められたり、思いもよらない相手から急に告白されたりして、混乱し傷つくこともあるでしょう。

そのような日常生活における傷つきがあまりに多いために、「自分は自分の望む人間関係をつくることはできないのだ」と諦め、対人関係のフィールドから一切離れた生活を望んでいる人もいるのです。

このパーツを持つ人たちは、他者との親密性を嫌悪する際に、毒性のある食べ物を口に入れたときのような「おえっとした」生理的反応が再現されるとよくいいます。過去に自分を襲った危険な状況を回避するために、生理的な身体反応が再現されるというのはまさにトラウマ的だといえます。

すべての親密さが毒ではない

しかしながら、すべての親密さを拒絶するというのは、人生がソロプレイ志向になり、生きることの難度が大きく上がってしまうことも事実です。

また、回避・拒絶パーツを持つ人は常にどこか虚無感のようなものを抱えている方が多いのも特徴かもしれません。もちろん、親密であることにまつわる煩わしさや人間関係の苦悩は甚大ですが、それでも人が親密さやつながりを求めるのは、それが動物としての根源的な欲求であり、そこでしか得られない、人間的な豊かさのようなものがあるからなのではないかと思っています。

親密さのすべてが毒なのではなく、毒のある親密さが一部存在するということなのです。回避・拒絶パーツの防衛力にリスペクトの意を示しつつ、全面的な拒絶という戦略が最適なのかどうかは、再考の余地があるのかもしれません。

回避・拒絶パーツを持つ人は、相手に「半分だけエサを与えるような」関係をつくってしまうことがあります。つまり、彼・彼女たちは完全に他者を拒絶するわけではないのです。

気になる相手に近づく態度を見せたり、距離を詰めようとしたりすることがときにはあります。でも、相手が思いのほか好意的になると、びっくりして急に拒絶したくなってしまう。まさに接近願望と拒絶願望の葛藤による、反射的な行動といえるでしょう。

しかし、自分ではその行動原理が理解できず、「気まぐれで相手を混乱させて、自分は何をやっているのだろうか」と深刻に自責し、傷つくのです。そして、ますます深い対人関係から遠ざかろうとしてしまう。

こうした構造による矛盾が、いかに自分自身を苦しめているかということを、まずは理解してあげられないものかと思います。パーツという考え方からすれば、「**回避による防衛策を取るわたし**」もいれば、それとは違う「**自らを受け入れてほしいと願う私**」が併存することは何らおかしいことではありません。

この矛盾による苦悩が大きすぎて、「存在を受け入れてほしい」という人間としての根本的なニーズを諦めざるをえないとしたら、その分失うものもとても大きいと思うのです。それこそ、生きようとする意志そのものにまで影響を与えうるような、虚無感の一因となっているかもしれません。

矛盾する願いも大切な感情

回避戦略を取らざるをえなかった人の多くは、他人との関係に疲れ果て、親密さに恐怖を感じています。でも、心のどこかではだれかと安心できる関係をつくりたいと強く願っているのではないかとも思います。そうした方が、絞り出すように「友だちがほしい」という渾身の願いを口にすることがあります。それは人間としてとても尊い願望であり、決してないがしろにされるべきものではないと思っています。

「回避性」については、僕のライフテーマのひとつでもあります。彼、彼女たちが持っている虚無感がどこからくるのか、臨床の現場でずっと考えさせられています。僕は、これがとても「現代的な課題」だと感じています。
この本を通して少しでもこの課題を持つ人たちのヒントとなればうれしいです。

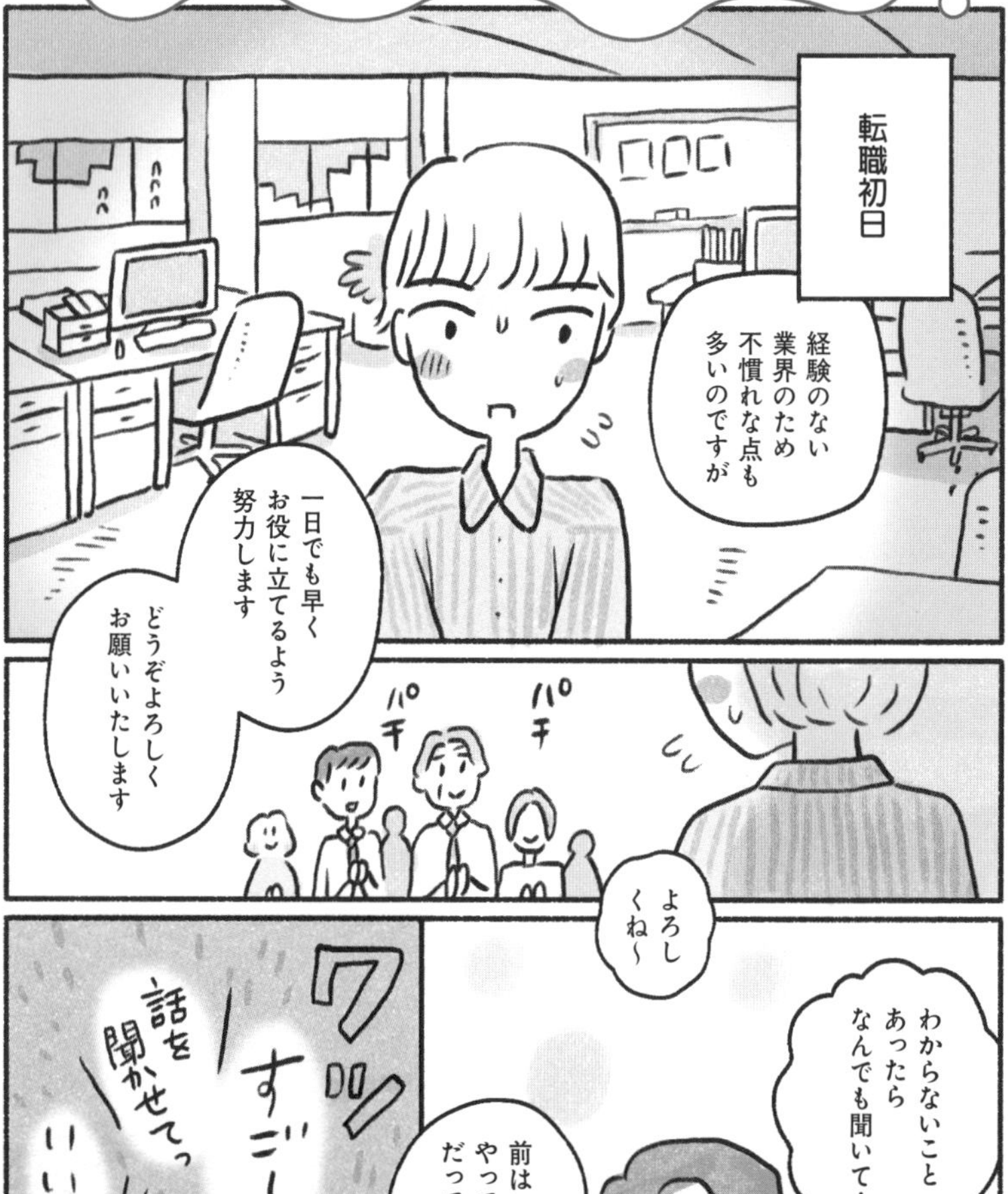
転職初日
経験のない業界のため不慣れな点も多いのですが
一日でも早くお役に立てるよう努力します
どうぞよろしくお願いいたします
パチ
パチ
よろしくね～
わからないことあったらなんでも聞いて！
前はエンジニアやってたんだってね～
ワッ
すごーい
話を聞かせてっ
いいねぇ
いえ…あの…

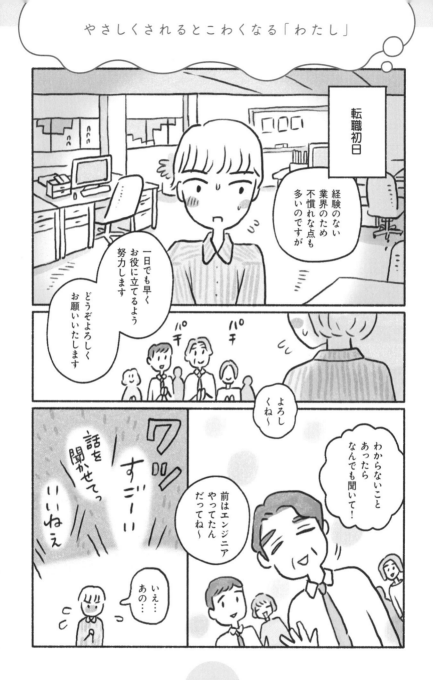

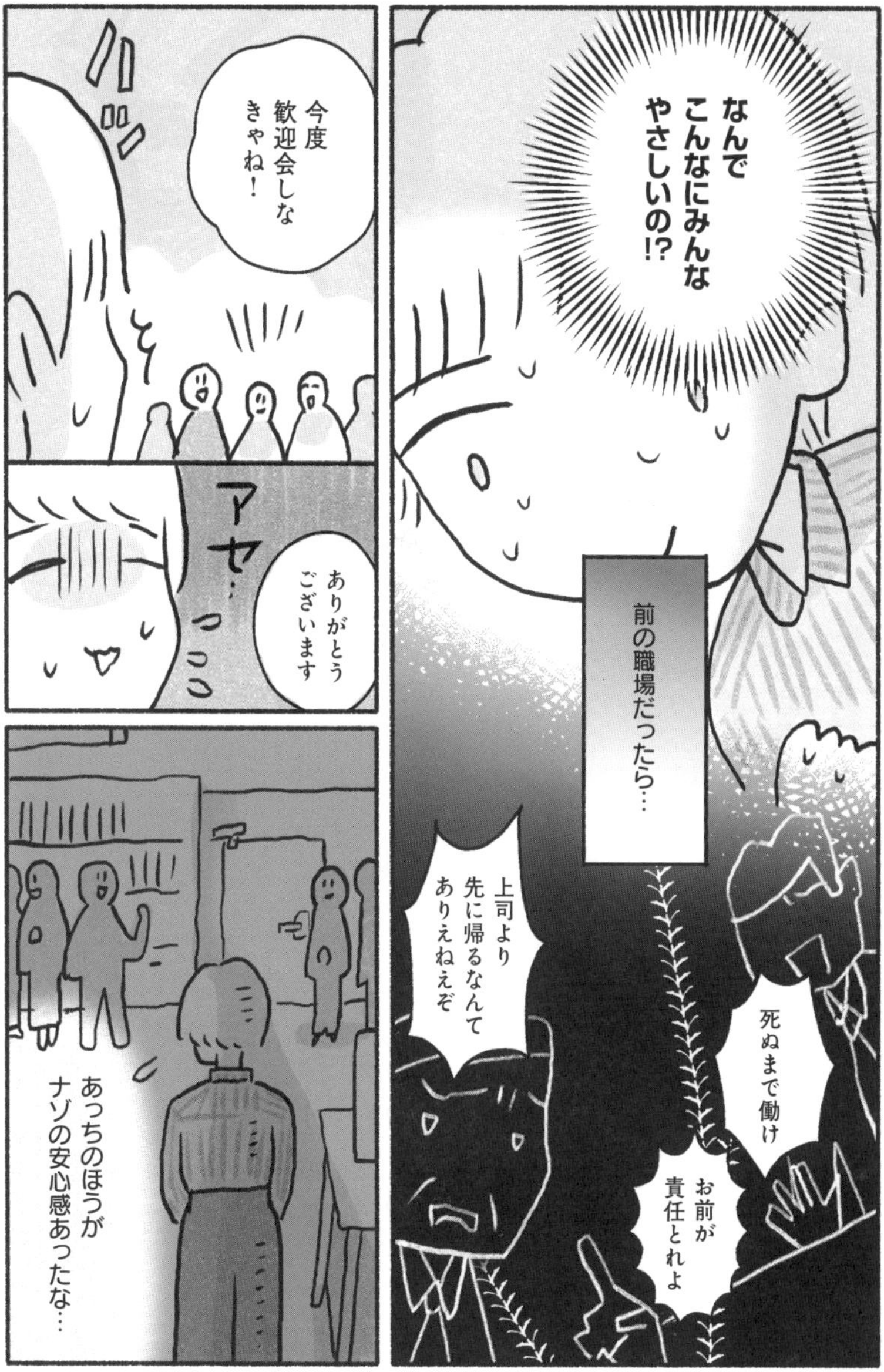
今度
歓迎会しな
きゃね！
ありがとう
ございます
アセ…
なんで
こんなにみんな
やさしいの!?
前の職場だったら…
上司より
先に帰るなんて
ありえねえぞ
死ぬまで働け
お前が
責任とれよ
あっちのほうが
ナゾの安心感あったな…

安全と危険の逆転現象

人間は、目の前の人やモノが自分にとって安全かどうかを、動物的な直感によって判断しています。しかし、トラウマが発生するようなつらい環境で育つことによって、安全センサーが真逆に働いてしまうことがあります。

つまり、安心してもいい場所でそわそわと危険を感じてしまったり、脅威が近くにあって危険を感じたほうがいい場面でまったくアラームが鳴らずにむしろ安心を感じてしまったりすることがあるのです。

人からやさしくされると、こわくなって逃げだしたくなる。
周囲の人からは反対されているのに、自分をないがしろにするようなパートナーといるほうが安心してしまって離れられない。

こうした傾向が、幸せな対人関係を築く上で著しく困難となることは容易に想像できるでしょう。では、この「安全と危険の逆転現象」は、どのようなメカニズムで起こってくるのでしょうか。

虐待が日常的にされているような家庭では、人間が本質的に必要とする「人として尊重される」体験を得ることは困難です。気遣いのある声掛けをされたり、やさしく抱きしめられたりすることもないでしょう。「大切であること」「尊重されていること」が伝わるメッセージを受け取ることも難しいはずです。

この場合、「大切にされること」そのものの価値を否定することが「環境に適応すること」になります。大切に扱われない現実に適応するために、大事に扱われたいという欲求そのものを存在しないものとする、という生存戦略を取るのです。そうなると、大切に扱われないことが普通であり、日常となるため、安心を感じることができます。

安心とは「予測を外れないこと」と言い換えることができます。つまり、「尊重されるわけがない」と予測さえしておけば、実際に尊重されないことによる混乱は起きえないのです。

むしろ、やさしくて丁重な扱いを受けることが予想外（＝安心ではない）ということになり、恐怖や嫌悪を感じるようになっていきます。

これが「安全と危険の逆転現象」が起こるメカニズムです。

解離によって自己を分離させた結果、愛されたい「私」と他者を拒絶し、警戒して距離を取る「わたし」が共存するようになります。前者のニーズはどんどん忘れられ、まるで存在しないもののようになっていきます。愛されたいという欲求が満たされにくい環境において、そのほうが「予測どおり」であって、安心であり、落胆が少ないのです。

やさしくされるのは「想定外」で恐ろしい

だれのことも必要としない、気丈な「わたし」の出番が増えていくと、やさしくされると不快な身体反応が出てくるようになります。要は「やさしくされると落ち着かない」のです。さらには「自分が自分にやさしくすること」すら危険だと感じるようになるのです。

やさしさが得られない環境において、自分に向けられるやさしさを否定するというのは、とても合理的な生存戦略といえるでしょう。だからこそ、やさしさを感じられない状況に自分を追いやっておくほうが安心なのです。

自分を犠牲にしてまでがんばり続ける人は、「ある程度自分を追い込んでいないと安心できない」とよく言います。そこにはこの「自分にやさしくすること」の恐怖が関わっている可能性が高いです。

多くの人は、疲れたら休んだり自分をいたわったりするものですが、こうした背景がある人にとっては休むことは「落ち着かない」のです。だから、限界まで自分を酷使しなければならないような苦しい環境に自ら望んで飛び込んだり、とても支配的でアンフェアな人間関係に身を寄せたりすることもあります。

当然、身体も心もどんどん疲弊して追い詰められていくのに、気丈な「わたし」ががんばり続けるため、その苦しさをだれかに打ち明けたりすることもめったにありません。

これはたとえるなら、「お風呂の温度が常に100度だった」という人が、急に40度のお風呂に入ったときに、びっくりして飛び出してしまうような感覚でしょう。そして、「お風呂に入っているのに、火傷もしないのはおかしい」と、すぐにまた100度のお風呂に戻ろうとしてしまうのです。

この不安は「経験がないこと」「予想と違うこと」によるものです。つまり、「火傷しないお風呂もある」ということを知り、「40度のお風呂のほうが負担は少ないのだ」という実体験を積み、そこに慣れていくことで、少しずつ耐性を身につけていくことは十分可能です。

「幸福耐性」を身につける

僕の友人のひとりが「幸福耐性」という表現を使っていました。幸せであることに耐えうる筋力のようなものという意味合いで使っており、とても精妙な表現だなと感じた覚えがあります。

実際に「幸せになるのがこわい」とか「不幸に片足を突っ込んでいるほうが落ち着く」という方は多くいます。

そういった人たちにとって、ポジティブな感情を持つことは、ネガティブな感情を自覚するよりもはるかに難度が高いのです。

このつらさからいつか抜け出したい、幸せになりたいと切に願っている一方で、実際に自分が幸福に近づきそうになると、こわくてその選択肢を選べなかったり、自分にプラスの影響を与えてくれるような人や場所を待ち望んでいながらも、最後の最後で遠ざけようとしてしまったりします。

こうした生き方は、人生の振れ幅がプラス１００点からマイナス１００点あったとして、「マイナス１００点を絶対に引かないために、マイナス90点で固定させる」ようなものであり、本当に悲観的な生存戦略です。言い換えれば、そこまで悲観的になる必要があった、ということに他なりません。

われわれ人類を含めた哺乳類は、進化の過程で「他者とつながり、協力して生き延びること」を種としての生存戦略として採用してきました。

ヒトである私たちがつながりや安全の感覚を完全に排除してこの世界で生き抜いていくことは、あまりに難度が高すぎるのではないかと思います。

あなたの心や神経にヒトとして備わっている、本物の安全を感じとる力や「つながり」をつくる能力は、完全に失われているわけではありません。そして、もともと備わっていたはずのつながりや愛・親密さを求める「私」の願望も、完全に消滅しているわけではないはずです。

まずは、こうした「安全」と「危険」の逆転構造に気づくこと。そして、100度の熱湯にちょっとずつ水を足していくように、少しずつでも「安心への耐性」を体得し、そこにとどまれるようになることは十分に可能だと思います。

居心地のよい安全な場所や相手に感じるムズムズとした不快感。
尊重されることに対する恐怖。
自分で自分をギリギリまで追い詰めたいという衝動。

それらをすべて自覚しながら、一方でそれらがパーツの防衛感情であることを理解してあげること。

そして、安全な場所や他者とつながることで感じる「安心」を新しい体験として少しずつ受け止めていく。言わば「安心の再履修」のプロセスです。

それは、今まで使ってこなかった筋肉を鍛えていくように、じっくり時間をかける必要があるでしょう。決して簡単なことではありませんが、こうした新しい「安心」を受け止めきることができれば、自分の中にあるパーツたちとの関係も良好なものになっていくでしょう。

死にたい気持ちを持つ「わたし」

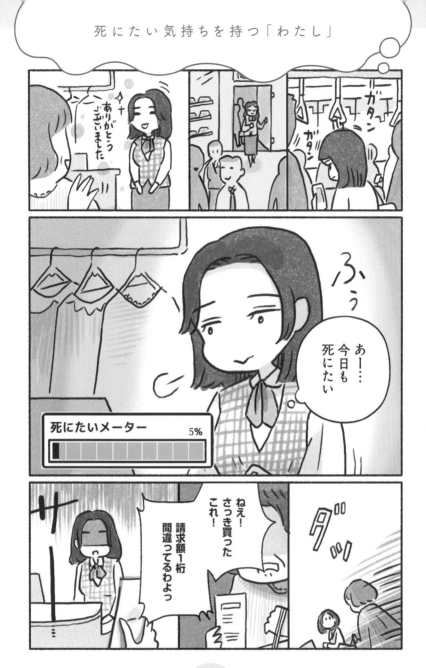

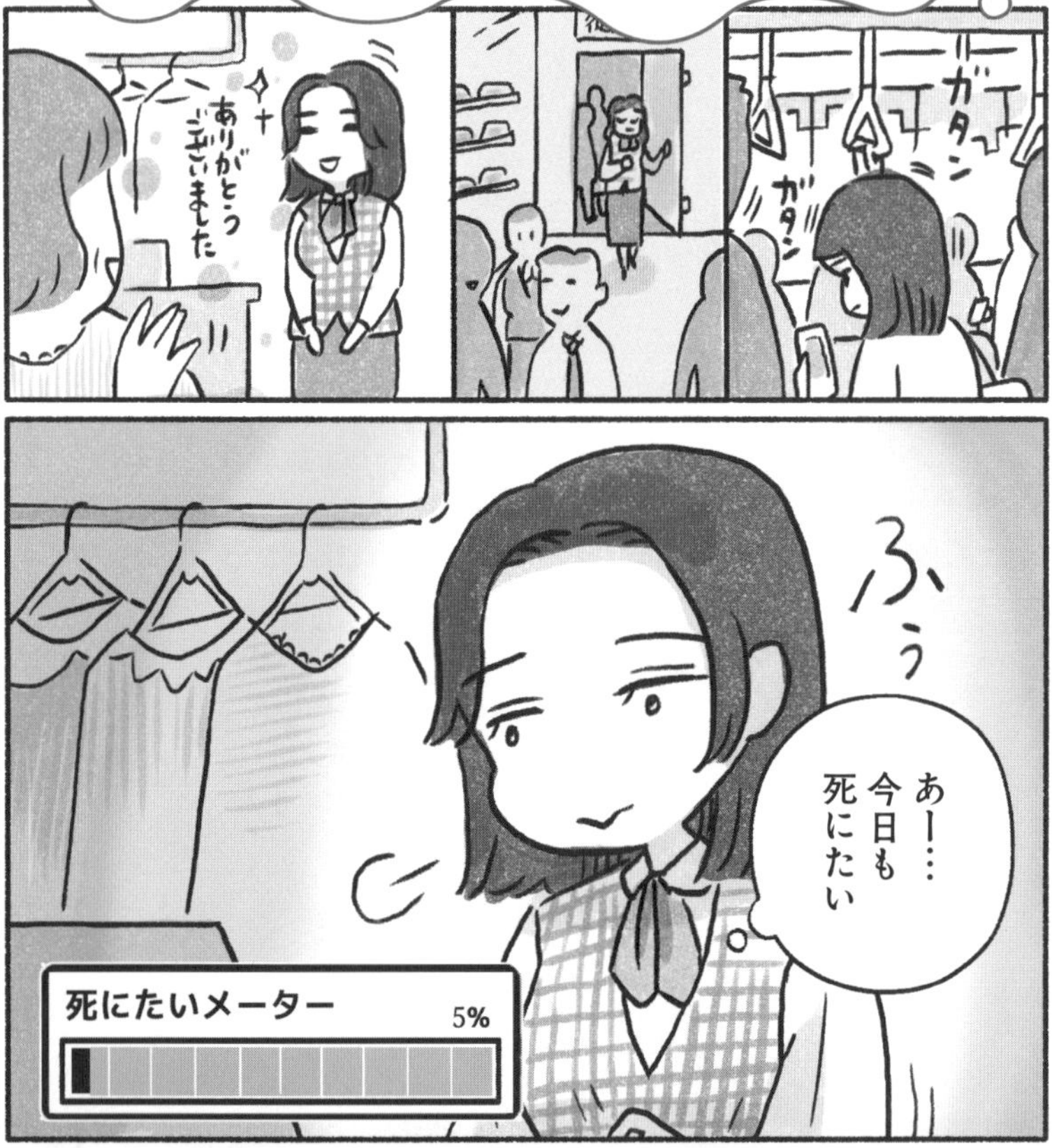

ガタンッ
ガタン
ありがとうございました
ふぅ
あー…今日も死にたい
死にたいメーター
5%
ダッ
ねえ!さっき買ったこれ!
請求額1桁間違ってるわよっ
サ

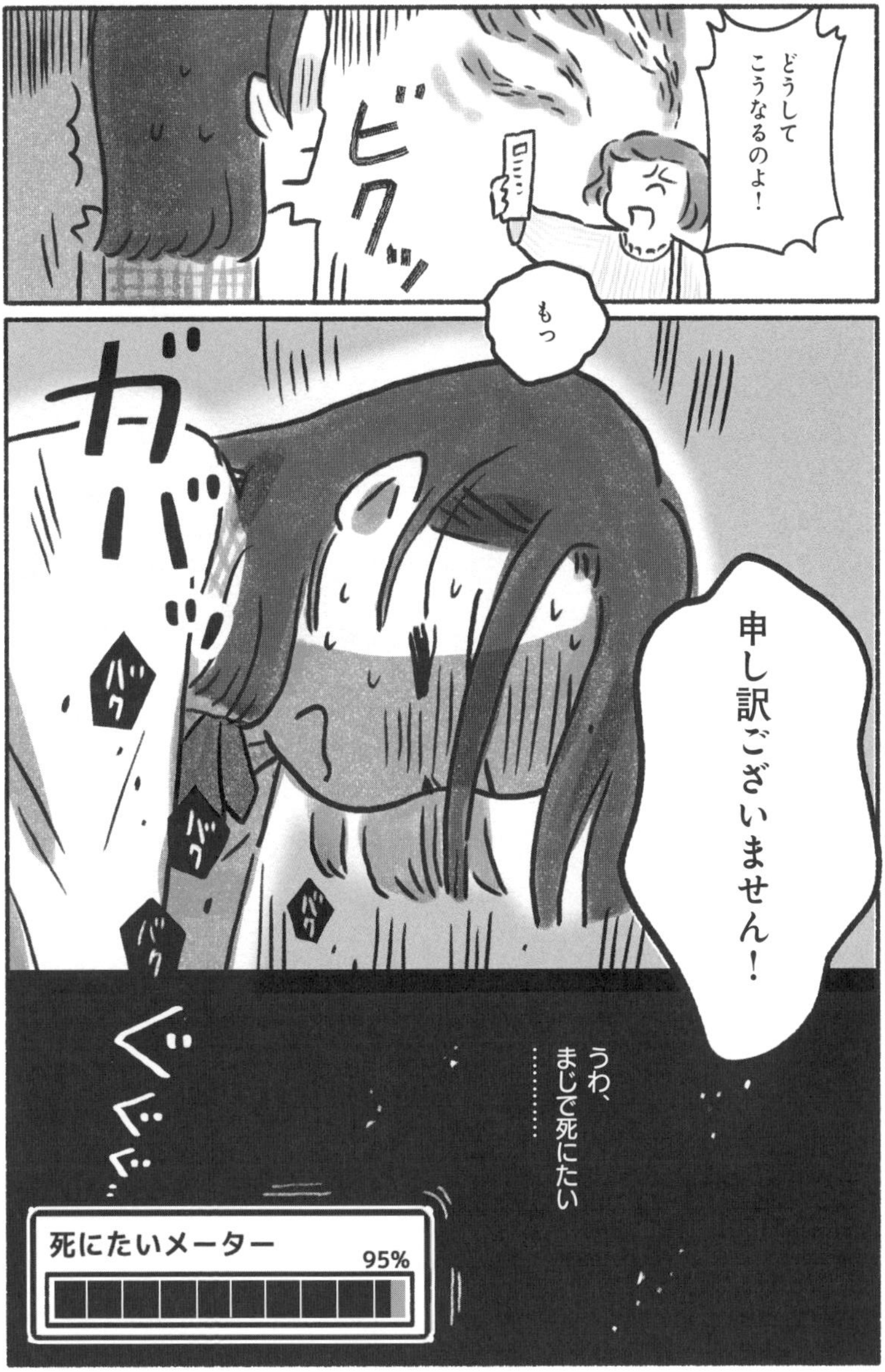
どうしてこうなるのよ！
ビクッ
もっ
ガバッ
申し訳ございません！
バク
バク
バク
バク
うわ、まじで死にたい……
びびび…
死にたいメーター
95%

心の痛みを身体の痛みに置き換える

自分自身を傷つけたい。死んでしまいたい。

こうした自己破壊的な衝動というのもトラウマ症状のひとつです。

終わりの見えない、激しい感情の嵐にさらされているとき、「とにかく終わらせたい」と願うのはまったく不思議なことではありません。

他のすべての感情と同じく、「死にたい」という感情であっても、それを感じてはいけないということは絶対にありません。

自傷とは、いつ終わるとも知れない心の痛みを、身体の痛みに置き換えることで苦痛の軽減を図る試みのことです。

トラウマ感情に苦しむ多くの人にとって、自分のトラウマ感情に圧倒され続けることよりも、ここで終わらせて、その苦しみを終わらせてしまったほうが楽なのではないかと考えるのはとても妥当で、合理的なことです。少なくとも、その世界を知らない人に軽々しく咎められるべきものではないと思います。

しかしながら、「死にたい」という感情を伝えられたとき、それを上手に受け止められる人がこの社会に多くないのも事実です。

勇気を出してだれかにその気持ちを伝えたとしても、「そんなことを言わないで」「あなたのことを大切に思っている人が悲しむよ」などと言われてしまうことは決して少なくありません。

自分の「死にたい」という感情によって、相手が困ったり、怒ったり、悲しんだりする反応を目の当たりにすると、そのような感情を持つことは「いけないこと」であり、迷惑をかけてしまうものだと感じるようになってしまいます。だれにも知られずに隠そうとして、文字どおり「死にたい」ほどの気持ちを、ひとりで孤独に胸中に押し込まないといけなくなります。

そして、本人がそれを「感じてはいけない感情だ」と強く認識するほど、壁の向こうの「わたし」ががんばって背負ってくれるようになります。「死にたい」気持ちをパーツが抱えるようになると、日常的に5%くらいの「うっすら死にたい」気持ちを持った感じになります。そして、キャパシティを失ったり、パーツが刺激されたりするような出来事があると、「がっつり死にたい」気持ちが前面に出てきます。冒頭のマンガのようなイメージですね。

この「死にたい」「自分を傷つけたい」といった気持ちには、複数のパーツが関わっています。

「死にたい」と思うほどのつらさを抱えているパーツ

「生きる価値がないから死んだほうがいい」というパーツ
「楽になるために、死なせてあげよう」というパーツ
それらの気持ちをなんとか抑えて自分を守ろうとするパーツ

「自分を傷つけようとする」気持ちというのは、このようなパーツが複雑に絡み合って生じる衝動であることが多いです。

なお本書では、わかりやすく伝えるために単純化してお話していることが多いのですが、これまでの怒りや回避、迎合、がんばりすぎなども、ひとつのパーツが担当しているのではなく、複数のパーツたちそれぞれ独自の努力をして生じています。

ですので、それぞれのパーツの存在をより精密に把握し、十把一絡《じっぱひとから》げにせず、個別にリスペクトを持って接していくことが大切です。専門家の仕事とは、そういったパーツの役割や関係性を整理する手助けをすることだといえるでしょう。

「死にたい」気持ちを今すぐ消そうとしなくていい

そして、ここで強調したいのは、「死にたい」「自分を傷つけたい」という感情は、決して恐ろしい敵ではないということです。

死にたい気持ちに長年苦しまれていた患者さんが、「『死にたい』という感情が、こわくなくなったんです」ということを話してくれたことがありました。

「ずっと自分の中にいる『死にたい子』のことがこわくて、表に出てこないように抑えようとしていました。でも、それってすごくかわいそうなことなんじゃないかなと思うようになってきて」

「自分の一番つらい気持ちを代わりに背負ってくれた『わたし』のことを認めていかないといけない。そう思ったら、少しずつこの子のことが愛おしくなってきたんです。今も『死にたい』と思うときはあるけど、前ほどのこわさはない。出てきたときには『今日もがんばってくれてるんだ』と思えるようになりました」

爆発的な「死にたい」は、おそらく「死にたいほどの苦痛」を解離によって壁の奥に封印することでやりすごしてきたことの名残です。そのため「死にたい」という感情がいまだ未完了のままで自分の身体の中に存在していて、何かの拍子に洪水のように流れてくるのです。

とすれば、その「死にたい」は自らを攻撃しようと襲ってくるものではなく、自分を守るために封じ込められたものが、何らかのきっかけであふれ出てきている、という状況なのです。

むしろ、それほどの苦痛を、あなたの日常を守るために、壁の向こうで必死に抑えようとしてきた存在である、ということを理解することで、そのパーツとの関係性はまったく変わったものになっていきます。

そして、「死にたい」と肯定的な関係を結ぶためには、それを抑えつけることを止め、壁の向こうの「わたし」の声に耳を傾ける必要があります。

そのためには、「死にたい」の正当性を存分に受け止めてもらえる相手を見つけることが大きな助けになります。その相手として相応しい能力を持った方は、やはり心理の専門家の中で見つけやすいのではないかと思います。

サポーターはどのように付き合えばいいのか

トラウマ症状に悩まれている方の家族やパートナーに、トラウマ反応が発生するメカニズムの話をすることがよくあります。そばで支える人にとっても、トラウマや解離についての知識を深めることは非常に有用なので、最後に補足をさせていただきます。

解離のことを知らないと、怒りや愛を渇望するパーツの感情が激しく出てきたときに、普段とのあまりの違いにびっくりしてしまうかもしれません。急に攻撃的になったり、拒絶されたりなど、まるで「人が変わったように」見えてしまい理解しづらいからです。

実際には「私」とパーツの「わたし」が入れ替わっているともいえるので、たしかにある意味では「人が変わっている」ものとして認識してもらったほうがいいと思います。

過酷な環境を生き延びるために複数のパーツが生み出される必要があり、その名残によって複数の矛盾する感情に苦しんでいる。それを周囲の人が理解することは、当人の安心にもつながります。

相手との「1対1」のやりとりではなく、パーツたちを含めて「複数人いる」と認識していたほうが、コミュニケーションはうまくいくと思います。

2つの「やってはいけないこと」

パーツを抱える人との関わりの中で「やってはいけない」と考えられていることが2つあります。

ひとつは、パーツに対してリスペクトを欠いた態度をとってはいけないということです。

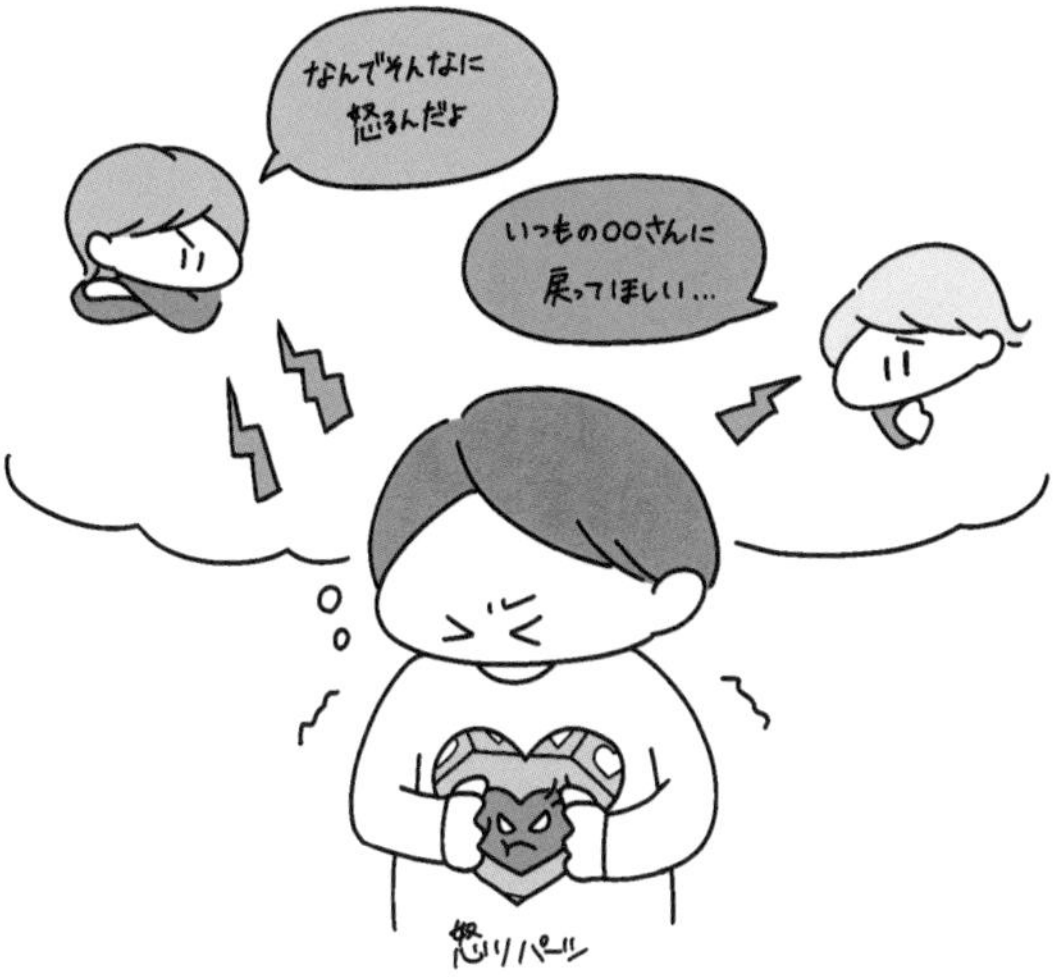
なんでそんなに怒るんだよ
いつもの○○さんに戻ってほしい…
怒りパーツ

たとえば、怒りパーツが表出している人は、攻撃的な口調で激しく他者を責めてしまうことがあります。サポーターの方であっても、怒りパーツに対して思わずネガティブな感情を持ってしまうかもしれません。

しかし、そんなときに

「そんなに怒る○○さんはキライ」
「はやくいつものやさしい○○さんに戻って」

などと、パーツに対してネガティブな感情や態度を伝えてしまうと、その人自身とパーツとの関係性がますます悪くなり、パーツはさらに反抗を強め、結果的に感情の問題が悪化してしまいます。

パーツとは、その人が最も苦しかった時期の感情を肩代わりすることによってその人を生存させてきた尊い存在です。対立するのではなくリスペクトを持って接することができたら素晴らしいと思います。

ふたつめは、サポーティブではありながらも、「親代わり」になってはいけないということです。

とくに愛を渇望するパーツのニーズを、他人である支援者がすべて埋めてしまおうとすると、相手の期待値はどんどん高まり、共依存まっしぐらになります。いろいろな欲求や感情が出てきますが、それがその人本来のものなのか、パーツによるものなのか、冷静に判断することが望ましいです（もちろん、とても難しいことなのですが）。

また、相手の中にある矛盾するニーズに困ったとき、たとえば「心身が限界で休みたいけど、仕事を引き受けないと不安で苦しい」などは、次の事項をヒントに行動を選択してみてください。

◎今までの「悪循環」とは違う展開を望めそうか
◎未来がより明るくなりそうか
◎サステナビリティ（持続可能性）がありそうか

相手と接する上で、専門家ではないサポーターの方々が戸惑うことは多いと思います。感覚でも構わないので、ひとつの指針としていただければうれしいです。

また、パーツを持っている人の過剰なニーズに、どこまで応えてあげたらいいんだろうと戸惑うこともあるでしょう。

そんなときは、サポーターとして「できること」と「できないこと」を明確にして、あくまでも「他者」としての境界線を保った関わりを続けることが、かえ

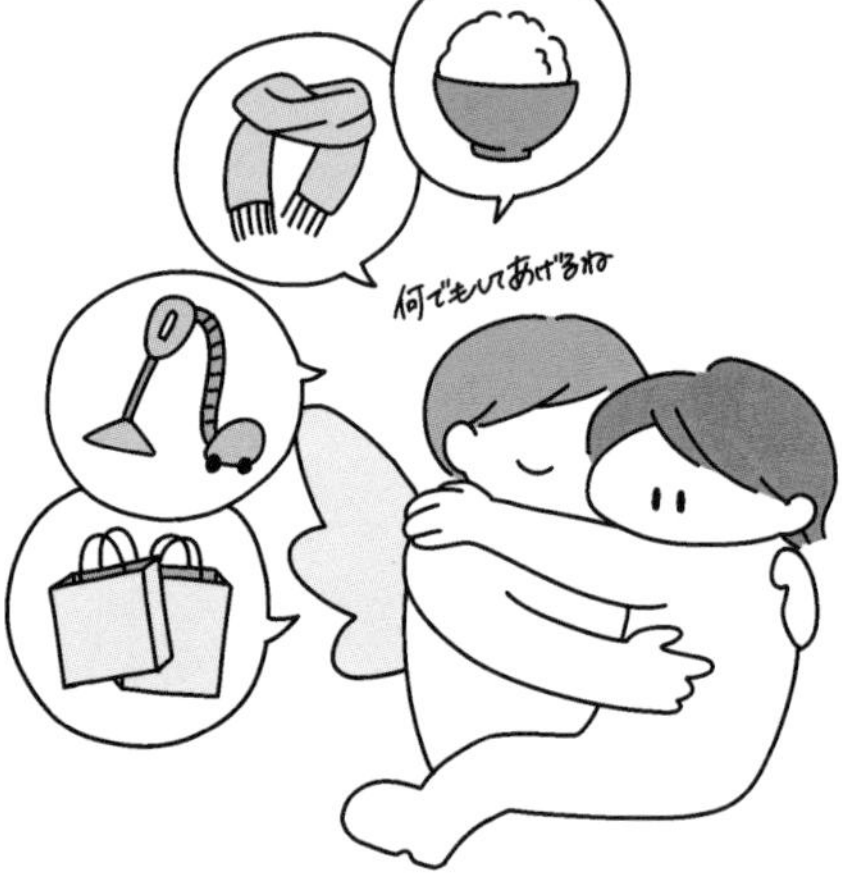

って関係性を安定させることにつながっていきます。

たとえば、パートナーから「私のことが大切ならいつもそばにいてよ」と要求されたときには、「あなたのことは大切だけど、すべての要求に応じることはできないよ」などと返すことで、相手と自分との間に健全な境界線が生まれます。

健全な境界線を育んでいくことは、人を愛する技術の中でも最も難しく、高尚なもののひとつだと恩師に教わりましたが、本当にそのとおりだなと臨床の中で僕も何度も気づかされています。

第4章

「私」と「わたし」でつながりなおす

自分の「影」もまた自分である

ここまではさまざまなかたちの「わたし（パーツ）」を見てきました。この章では改めて「『わたし』との付き合い方」について考えていきたいと思います。

僕の好きな「ペルソナ４」（アトラス）というゲームに、「シャドウ」という存在が出てきます。シャドウとはもともとユング心理学の概念です。簡単にいうと、「自分が認めたくない自分の一部」であり、これまでの人生で表に現れづらかった側面を表します。

ゲームの中でシャドウは主人公たちと同じ姿で現れます。そして、シャドウは本来の主人公が普段抑圧している怒りや嫉妬などの感情をむき出しにします。己の弱さや隠したかった側面を目の前に突きつけられた主人公たちはうろたえ、シャドウに向かってこう叫ぶのです。

「お前なんか…俺じゃない!!」

そして、自分の影であるシャドウを否定し抑圧し続けた結果、ついにシャドウは暴走して主人公たちを殺しにかかります。「シャドウのしっぺ返し」を食らうのです。

このゲームのシャドウは、あることを僕たちに教えてくれています。それは、隠したい感情を引き受けてくれていた「わたし」を抑え続けると、むしろその感情が暴走してしまい、さまざまな不具合を起こすということです。

ゲームでは、シャドウとの戦いを経た主人公たちが、こう言います。

「お前は、俺で…俺は、お前か。
全部ひっくるめて、俺だって事だな。」

そして、自分の影の部分を受け入れることで、能力がレベルアップするだけでなく、人格的にも成長する様子が描写されています。

これまでの生存戦略をいったん見直す

主人公とシャドウのやりとりを見てわかること。それは、自分のひとつの側面としての「わたし」の存在に気づき、認めることは、自分のとらえ方を大きく変えるということです。

「怒り」も「恐怖」も「拒絶」も「死にたい」も決して敵ではなく、みんな私の

「一部」であり、本来の「私」を生かすために生まれた存在なのです。

第3章のフォーン反応で説明したように、「わたし」の分離という手段をとった人は、得てして大人びていて、基本的にとても親切です。完璧主義で、恥の感覚が強く、大人しくて穏やかである人が多いです。そうでありながら、自分のことを「他人の期待ばかりを背負って、偽善的」だとか、「本当の自分は空っぽ」という思いを抱いていたりします。

「わたし」とうまく付き合っていくためには、過去の体験によって刻まれた感情や身体反応が未完了のまま「今、ここ」にあり、それが現在の生活に大きな影響を与えていると知ることが大切です。解離を含めた一連の反応は、過酷な環境を生き延びるためにある種、必要不可欠なものであった。それを知り、理解することが第一歩なのです。

さらに、危険にさらされていた当時の生存戦略は、現在の（当時ほど危険ではない）環境とマッチしなくなってきていることまで理解してあげられるとよいでしょう。

過去の自分を生き延びさせてくれた「わたし」は、人格の壁があるためにそのことを知る由もなく、今も危機に震えながら「よかれと思って」最善の努力をしているのです。

だからこそ、大切な人に「離れられてしまう！」と思ったら、全力でしがみつこうとします。他人が仲良くしようと近づいてきたら、「親密さは危険だ！」と全力で拒絶しようとします。他人に何かを要求されたら「断ったら生きられない！」とすべてに服従しようとします。

すべては命がけで本来の「私」を守るために、野生動物のように、そして本能的なプロセスで、激しい身体的情動とともに強烈に訴えかけるのです。

そのように、「わたし」の「当時の」生存戦略が遂行された結果、「今」の大人のあなたの環境とミスマッチが生じているのです。

たとえるなら、戦場を生きるのに必要だった銃火器や戦闘服を、比較的安全な街についた今でもずっと携えたまま生活しているようなものです。さらに言えば、その重装備こそが、安全な街での生活や人間関係の構築にマイナスに働いているともいえるかもしれません。

パーツは、あなたの敵ではありません。彼らの存在と役割を理解し、今の生活とのすれ違いを理解すること。そして、彼らの存在と恩恵を認めて、関係を再構築していくこと。つまり「仲良くなること」が大切です。

彼らを否定して押し込めようとすることは、逆効果です。

かつては「パーツや多重人格は、その存在を医者が認めてしまうことによって生まれる」「その存在を認めるべきでも、相手にすべきでもない。最終的にすべて消去することが望ましい」と考えられていたこともあったそうです。

しかし、このような対処が症状を悪くする危険があることはすでに明らかになっています。そして私自身も「決してそのような態度を取るべきではない（禁忌である）」と考えています。

パーツとは、あまりにもつらい状況であるにもかかわらず「だれも助けてくれなかった」という当時の環境をなんとか生き延びるために生まれたものです。そうした存在を無視することは、当時の「だれもわかってくれない」「助けてくれない」という状況の再現になってしまいます。

パーツとは、自分そのものではなく、自分という人格を生存させるために生まれた、「自分の中の他者」です。その存在と役割を認めた上で、丁寧に対話を重ねていくことが必要です。この「内的対話」のプロセスこそが、パーツとうまく付き合っていくための方法なのです。

パーツを無視したり、なかったことにしたりしようとしないこと。

パーツを自分の所有物のようにみなし、無理やり抑えつけたり言うことを聞かせようとしたりしないこと。

パーツを「自分の中に存在する他者」としてのリスペクトを持って接すること。

これができれば、少しずつ壁の向こうの「わたし」との関係性は改善していきます。

「全部自分のせい」にすることで生きてこれた

自分の生きづらさはどこから来るのか。なぜ激しい感情や絶望に振り回されてしまうのか。なぜ自ら幸せを手放し、自らを苦しめる選択をしてしまうのか。

あなたは、自分でもわからないような生き方に、なんとか意味づけをしながら生きてきたのだろうと思います。

人間は生きていくための「意味」を深刻に必要とします。他の生物のように、ただ本能のままに、遺伝子を次世代に残していくためだけに生きることができません。人間は「意味の奴隷」であり、そのことこそが人間と他の生物を分かつものであるのかもしれません。そして、その「意味」とは、「物語」とも言い換えられるものです。

なぜ、自分にばかりこんなひどいことが起こるのか。
なぜ、こんなにがんばっても報われないのか。

我が身に起こる不幸があまりにも大きくて理解できないとき、多くの人は「すべて私のせいだ」とか「あのとき私がやったことのバチが当たったんだ」と、自らを悪者にした物語を組み立てることで、意味づけをしようとします。

それは、己の身に降りかかるすべての不条理や不幸の説明をしてくれる、ある意味で最強の物語です。

「自分のせい」だと思うことで、「がんばって自分が変われば、事態は好転する」というかすかな希望を見出そうとするのです。たとえば、「ダメな私が変われば、親が自分のことを愛してくれるかもしれない」というように。「親のほうが間違っている」と認めてしまったら、希望は見出せません。その家でなんとか生きていくために、自分が絶望しない道を探してきたのです。

「私みたいな人間が、この世に存在していていいとは思えない」。

過去にもそう話す方がいました。生きることそのものを恥じるような強い自罰の感覚は、この究極の生存戦略と不可分なものでしょう。

絶望的な局面を脱するための戦略の「名残」として、存在レベルでの罪悪感や恥の感覚は深く刻まれ、危機を脱した後もずっと残り続けてしまうのです。

そして、今も「私が不幸なのは、すべて私のせい」という世界を生きているのです。これまでのあなたにとって「だれも助けてくれない」「何の手立てもない」中で、それ以外に選択の余地はなかったのではないかと思います。

自分で自分を虐げる物語をつくることは、世界から虐げられる痛みに耐える力を高めます。自罰的な物語には、苦難に満ちた世界で生き残る力を高める「効能」があり、生存戦略としての必然性があるのです。そういう選択をされてきた方は決して少なくありません。

しかし、ここまでお伝えしたことを踏まえて、その物語にほんの少しだけ違った目線を入れてみてはもらえないでしょうか。もしかすると、そこには「すべて私が悪い」という罪悪感、自責感をすべて引き受け、闇の物語を背負ってくれていた「わたし」の存在があるのかもしれません。

トラウマの「メガネ」で物語を眺める

トラウマの「メガネ」[※]という言葉があります。「これはトラウマが影響しているかもしれない」と考慮した上で、目の前の状況や自分の心身の状態をとらえる、という意味です。

テーマパークや映画館などで、立体的に飛び出してくる3D映像がありますよね。あの映像はそのまま見ても、ブレブレの映像で何を表現したいのかよくわかりません。でも、配られたメガネのレンズを通すことによって見える世界が変わり、初めて作品として表現したいことの意味がわかるようになります。

トラウマも同様で、その構造を知っているのと知らないのとでは、世界の見え

※『トラウマインフォームドケア："問題行動"を捉えなおす援助の視点』著：野坂祐子（日本評論社）

方がまったく違うものになります。「トラウマ」という視点を持つことで、自分の人生をこれまでとは違う解釈でとらえられる余地が生まれるのです。

あなたの感じている「生きづらさ」は、解離という生存戦略の名残であり、それは異常な環境に適応するための正常な反応であったのかもしれない。戦うことも逃げることもできない弱い立場で、解離という生存戦略を駆使して、あらゆる逆境をなんとか生き延びてきた、ということかもしれないのです。

もしそうだとすると、あなたの生きる力は、自身が考えているよりもはるかに強いのかもしれません。

出版社から最初にこの本のお話をいただいたときのテーマは、「自己受容」でした。ありのままの自分を受け入れるということがいかに難しいかということを、僕もこの仕事に携わる中で痛切に感じています。

それでも、トラウマについて知ることが、自らの生きづらさに向き合ってきた方々の自己理解に大きな手助けをしてくれたことはまぎれもない事実です。とくに、パーツという「『わたし』であって『私』でない存在」の概念が、つかみどころのない「自己受容」のプロセスにおいて非常に頼もしい手がかりになる場面を何度も目にしてきました。

そもそも「私」という存在は、唯一無二の確固たるアイデンティティによって成り立っているわけではありません。

生物として危険から生き延びるために、複数の「わたし」を使い分ける必要があり、その危険が大きければ大きいほど、「わたし」の分裂は極端にならざるをえない。

そして、生存戦略の結果として起こった自己の分裂が、その後の日常を生きる「私」の中にまったく正反対の衝動を生じさせる。

自分が引き裂かれるような苦痛。自分で自分がわからない。そんな自分が信頼できなくて、おぞましい。

これがまさに「自己同一性（アイデンティティ）」が障害されている」ということであり、生きづらさの根幹にあるものです。

すべてのパーツはあなたを生かすために必要不可欠だった存在です。崩壊しそうなほどの自己の葛藤を抱えながらも、ここまで生きてきたパーツたちとあなた自身の強さはまさにリスペクトに値するでしょう。

トラウマに関しては、今も新しい理論や説が盛んに提唱されていて、統一的な見解が出ていないところもあります。本書の内容は、ひとりの未熟な臨床医の現時点での見解にすぎません。

それでも、トラウマというものが私たちの生活や、人生に与えている影響の大きさを決して強調しすぎているとは思いません。

ここで、この問題に長らく取り組まれている精神科医・杉山登志郎先生の言葉を引用させていただきます。

平成が終わる。次の時代のテーマは何だろう。

友人の精神科医に尋ねると、多くの者が依存症ではないかという。（中略）だが、筆者は依存症ではないと思う。なぜなら、依存症には発達障害ほどの広がりがないからである。また誤診の要素もそれほどには認められない。

やはり次の時代のメインテーマはトラウマであろう。その広がり、誤診の多さ、専門家における治療経験の乏しさなど、いずれをとってもかつての発達障害に十分に匹敵する大きなテーマである。


『発達性トラウマ障害と複雑性ＰＴＳＤの治療』著：杉山登志郎（誠信書房）

杉山先生が言及されるように、背後にある傷つき体験に注目されることなく「反復性うつ病」「気分変調性障害」「双極性障害（Ⅱ型）」「パーソナリティ障害」という病名をつけられたり、「トラウマ＝治らない、手がつけられない」という認識のまま、効果の判然としない薬物治療を長く受けたりしている方は少なくありません。

さらには、慢性疲労症候群や線維筋痛症、慢性片頭痛、過敏性腸症候群、月経前症候群といった内科的・身体的な病気で苦しんでいる人の背景にも、トラウマが潜んでいることが驚くほど多いのです。

そればかりか、臨床現場だけではなく、この世の中のありとあらゆる困難事例、理解に苦しむような凶悪な犯罪、社会的な課題の背景にもトラウマが存在している、ということにも気づかされます。まさに「トラウマの時代」※の真っ只中にいるのです。

僕はトラウマの世界を知るたびに、この世界はごく限られた幸運な人の認識で動いているのかもしれない、と感じるようになりました。

一見すると笑顔で普通に仕事をされている人が、心の底で信じられないような苦悩を抱えていることがあります。人の数だけ地獄があり、その真髄はその人にしかわかりえないものです。それを簡単に理解できるなんて考えるのは、とても

※『「ポリヴェーガル理論」を読む：からだ・こころ・社会』著：津田真人（星和書店）

おこがましいことだと思います。

ただ、もしもあなたの生きてきた物語を、今までとは違う方向に分岐させる可能性を持った「フラグ」をひとつでも立てることができたならば、この本の役目を果たせたといえるかもしれません。

まずは、小さなフラグをまずひとつ立てること。その積み重ねが、物語を大きく書き換える可能性につながることもまた真実です。

これまで生きてきて、さまざまな人の変化を見てきました。どれだけ大きな苦痛の渦の中にあっても、人間が持つ「自らが生きる物語を書き換える力」というのは完全には失われないものだということを、深い感動とともにいろいろな方から教えていただいている最中です。

マイナーチェンジとフルモデルチェンジ

人間の変化の仕方は2つあると思っています。うまくいっているときは、基本的に今まで積み上げてきたものを守りながら、周囲の変化に合わせて自分をちょっと軌道修正させる、「マイナーチェンジ」だけで問題ありません。

でも、生きていれば遅かれ早かれ、そういう形では乗り越えられない局面が、必ずやってくるものです。

「こう生きてきた」という過去のストーリーを手放し、新しいストーリーを探し、自分と世界を再接続させるためには、自分という存在を根本から見直す「フルモデルチェンジ」をしなければならないでしょう。それは困難と苦痛を伴う作業に思われるかもしれません。

過去の出来事は変えられませんが、起こってきたことの解釈は変えられます。古いストーリーを脱却するためには、これまでの生き方に別の意味を与える新たな物語が必要となります。

そして、トラウマという視点でもって世界を覗くことが、その一助になると考えています。トラウマのメガネを通して見れば、自己否定、服従と迎合、不信、それらが自らの性格や気質の問題ではなく、不可避な環境に適応していくための尊い「生存戦略」であった可能性が見えてきます。

「私の大嫌いなもう一人の『わたし』は、本来の『私』を守るための存在だったのかもしれない」

その気づきは、自分とのつながり方を変えるフラグになりうるでしょう。そして、自分との関係性を改善していくことは、他のどんな仕事よりも意義深く、あなたにしかできない、最も「聖なる仕事」のひとつではないかと考えています。

「自分をすべて受け入れてくれる人がこわい」という方がいました。

その方には、自分を無条件に肯定してくれるパートナーがいたのですが、自分を一歩深いところで理解してくれる感じがなんだかこわく、気持ち悪い感じがして、耐えられずに自らその人と離れてしまったそうです。そして、そのことをずっと気に病んでいました。

「他人を信頼したい」「受け入れられて安心したい」という自分本来のニーズと、「他人と近づいて安心できるわけがない」「自分なんかが本当に愛されるわけがない」というパーツたちの感情の対立があったのだろうと思います。

時がたって、自分と向き合っているそのさなかに、件のパートナーからの復縁の話がありました。その方は、フルモデルチェンジのための「挑戦」として、その申し出を受けることにしました。

そして、おそらくさまざまな葛藤がありながらも、その相手と一緒にいることに「しっくりくる」感覚を少しずつ得るようになってきたそうです。「安心」に対して感じてしまう「危険」の感覚に、徐々に慣れていき、新たに安心の感覚を獲得していったのでしょう。

段々と思ったことを我慢せずに相手に伝えられるようになり、対等な関係に近づいていったときに、「この安心感はきっと揺るがないだろう」という気持ちに至り、その方と生涯をともにする決意をされました。

「安全」を感じる力というのは神経的な営みであり、哺乳類の生存戦略の中核にあります。種が生き延びるために備わった力は、我々が想像している以上に強靭なものです。

仮に、幼少期に親との関係がうまくいかなかったとしても、それで哺乳類の神経に備わった「安全」を感じる能力がダメになってしまうというわけではありません。脳や神経には可塑性（変化する能力）があります。

長らく、幼い時期に変化した脳や神経の働きは時間がたっても変わらないとされてきましたが、実は生涯を通して変化できる柔軟さを兼ね備えていることが明らかになりました。

人間の考え方、感情パターン、認識の仕方は一生を通じて変化する力があるのです。変化する力はすべての人が持っているということを、僕はいろいろな方から教えてもらいました。

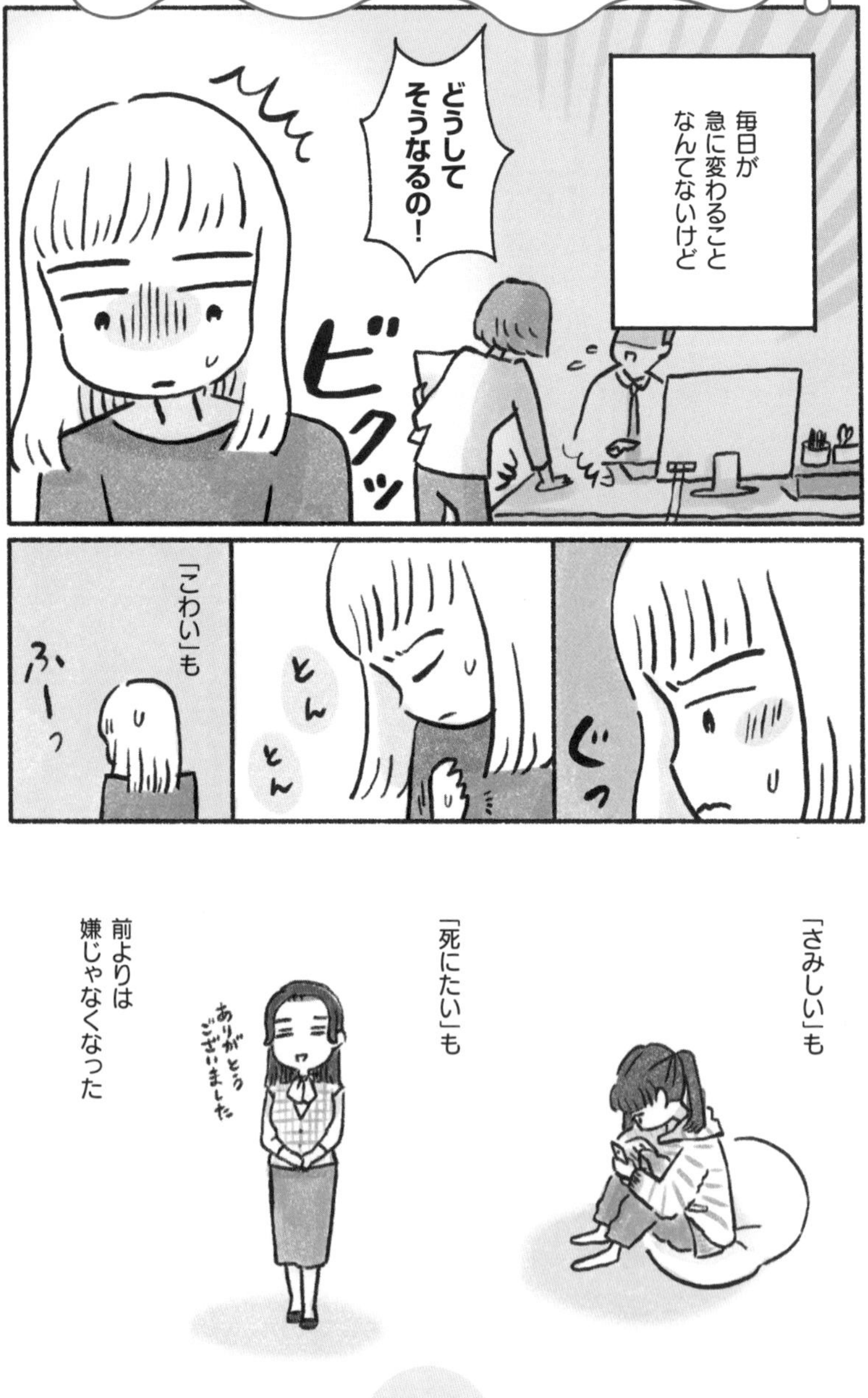
毎日が
急に変わること
なんてないけど
どうして
そうなるの!
ビクッ
ぐっ
とん
とん
「こわい」も
ふーっ
「さみしい」も
「死にたい」も
ありがとうございました
前よりは
嫌じゃなくなった

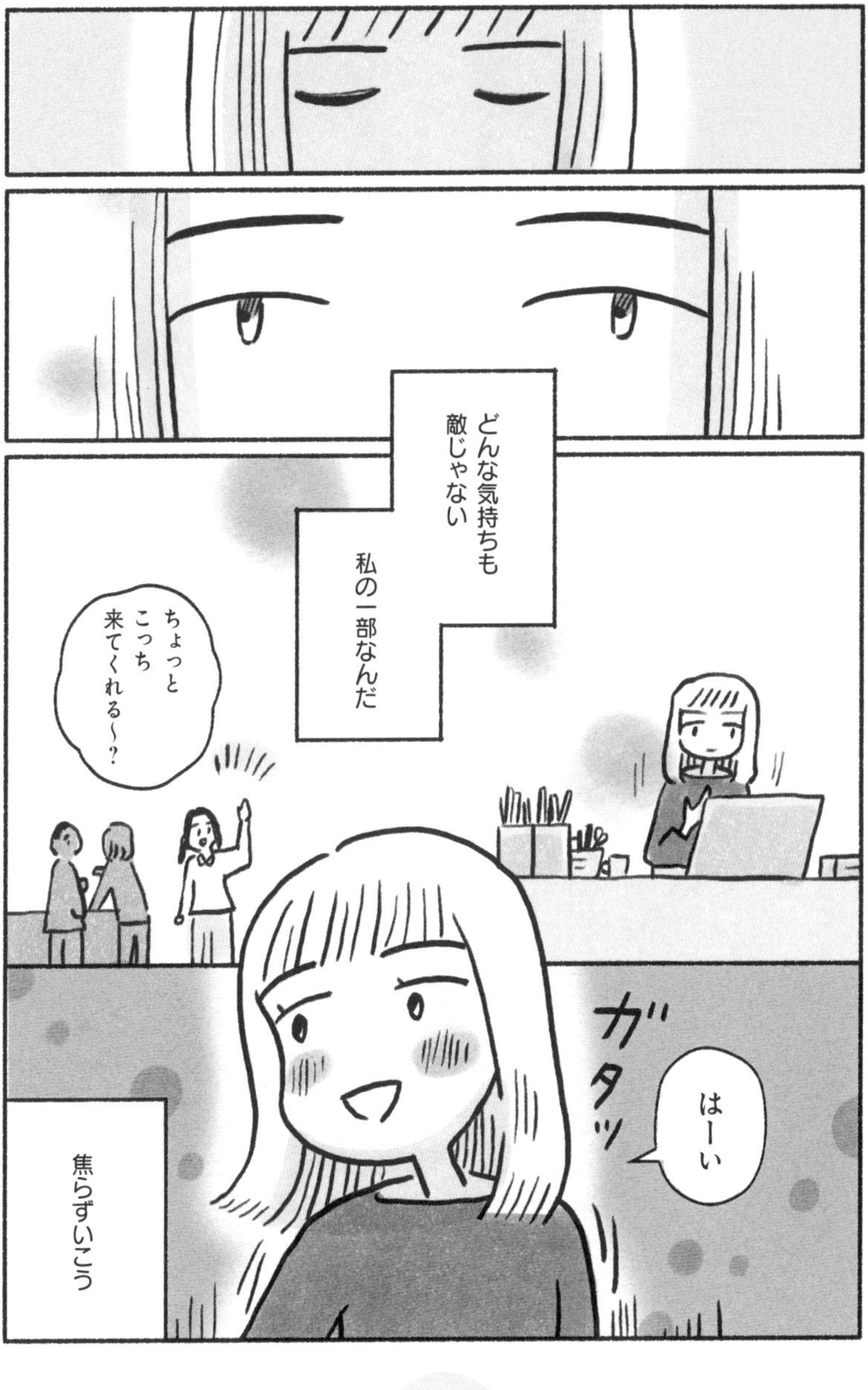
どんな気持ちも
敵じゃない
私の一部なんだ
ちょっと こっち 来てくれる〜？
ガタッ
はーい
焦らずいこう

変化とは「がんばって向き合う」ということではない

まえがきに、この本は変化のための「フラグを立てること」が目的だと書きました。しかし、ここまでお伝えしてきたことが、変化のきっかけではなく、変化を迫るプレッシャーのように感じさせてしまうことは本意ではありません。

「フルモデルチェンジ」というと、まるで自分のすべてを変革するような大掛かりな変化のように思われますが、実はそんなことはありません。

そして、トラウマと向き合うことは、気合いを入れて過去の自分と「対決」するということではありません。

あなたは、ありとあらゆる生存戦略を駆使して、いま生きている。

それがどれだけギリギリの状態であっても、そこにはきっと、ものすごい数の逆境への適応があり、その集大成としての「生存」がある。

たとえそれが地獄のようなものであっても、到底「生きたい」と思えるものではなかったとしても、奇跡的なバランスで「いま」が成り立っているのかもしれない。それは、とてもとても重い、ひとつの事実なのだと思わされるのです。

いまあなたを構成しているもののすべてが、生存戦略の結果としてそこにあるのであり、あなた「らしさ」の源泉になっている。

だとすれば、不要なものはただひとつもありません。必要な「パーツ」はもうすでにあります。ただ、うまく「つながっていない」だけ。

だから、フルモデルチェンジといっても、実は多くを変える必要はありません。うまく「つながる」ことだけなのです。

過去の自分や向き合ってこなかったものと対決するのではなくて、対話によって関係を変えていくということです。あなたの日常を守るために分離せざるを得なかった「パーツ」たちは、今でも良かれと思ってベストを尽くしています。でも、つながれていないから、みんなが勝手に動いて、全体としてうまくいかない。「チームになれていない」のです。

パーツたちと「チーム」になる

僕は、対話のイメージを持ってもらうためにひとつの例として、まずはマンガ『ROOKIES』（森田まさのり／集英社）の監督になることをイメージしてください、と患者さんによくお伝えしています（他のスポ根マンガでも構いませんが）。

このマンガは「荒くれ者」とされている生徒たちを、主人公の教師が真摯な対話と態度によって心を開かせ、チームとして一体になっていく物語です。

第一巻で、主人公である国語教師の川藤は、顧問を務める野球部の中で、最も力が強くて反抗的な新庄という生徒が殴りかかったその拳を受け止め、こう言います。

「おかしなもんだな　同じ手なのに　握れば拳《こぶし》　開けば掌《たなごころ》
掌とは手の心って意味だ　わかるか？
いつかおまえが俺の前で自分でこの拳を開いてくれる日がくると信じてるよ」

同じ手でも、握れば人を殴る拳となり、開けば人をなでる掌になる、という意味の言葉です。

周囲から「不良」と蔑まれ反抗的だった部員たちは、川藤のリスペクトを持った対話や態度により、少しずつ信頼感が芽生え、徐々にチームがひとつになっていきます。

そして、最後まで心を開かなかった新庄が、試合の一打逆転の重要な局面で打席に入るとき、川藤に対して「ひらいた拳」を見せたのでした。その後、彼はチームの主力打者として活躍します。

壁の向こうにいる「わたし」たちに、他者としてリスペクトを持ち、その声を聴く。

すべてのパーツの存在を認め、役割を認め、その言い分を少しずつ聴きながら、「私」のニーズも理解してもらい、協調関係をつくっていく。「わたし」たちともう一度丁寧に人間関係をつくりなおす、ということなのです。

「自分が何者か」というのは、まだ誰にも決められていません。

「私」が壁の向こうの「わたし」との関係を変えたとき、「自分を変えよう！」という強い決意がなくても、勝手に変わっています。中身が変わることではあるけれど、その人の「らしさ」の大部分は残された上での変化です。その対話の主導権をとれるのは、日常を担当しているいまのあなた以外にいません。

専門家の力を借りるという選択肢

そして、もうひとつとても大事な点があります。

それは「対話は、余裕がないとできない」ということです。対話において何より大事なのは、あなた自身のキャパシティです。キャパシティがなくなれば、壁の向こうの勢いを抑えることができなくなってきます。他の人の要求に応え続けたり、限界まで忙しい環境に追い込みたいパーツの要求を理解したりしつつも、あなた自身は少しでも余裕を持てるようにしていく必要があります。

パーツたちのために、「私」の心の余裕を確保し、ストレッサーに気づき、追い詰めない練習をしていくのです。キャパシティさえあれば、パーツに「振り回される」ことなく、日常をまわしていくことは可能です。

余裕を持つことは決して罪ではなく、未来のために必要な治療的行為です。

そして、「フラグが立ったところで、次にどう動けばいいの？」と聞かれたときに、すべての人に一律の答えを示すことはできません。

それだけ、人が受けてきた傷つきや今に至るまでの物語には個別性が高く、複雑だからです。ですから、「専門家に頼る」という選択肢がとれるならば、望ましいことだと思います。

残念ながら、その複雑さに適応できるほど熟達した専門家がこの領域において少ないこと、さらには「合わない」専門家によって、傷つきを深められてしまう可能性があることにも触れなければなりません。

それでも、誠実に取り組まれている素晴らしい専門家がいる、ということもまた事実です。

トラウマに対する専門性を持っていると思われる方に頼ること、そして「合わない」と感じたときには、別の専門家の意見も参考にしていただくことも考えてほしいと思います。

何かを変えたいと決意し、専門機関にかかろうとする勇気は相当なものです。その覚悟に誠実に応えられる専門家に少しでも多くの方が出会えたら、と願っています。

あとがき

あとがきを書くにあたり、僕がこの本に込めた思いはなんだったんだろうかとあらためて考えてみる。

それはやはり、「あなたが、あなた自身と仲良くなってほしい」ということなんじゃないかとおもう。

ほんの少しでもいい。そのためのやり方や考え方、ちょっとでも何か役に立ちそうなものを拾ってほしい。

ひとつでも見つけてもらえたとしたら、何かが報われるような気がする。

「やさしさの半分は知識でできている」という、好きな言葉がある。

自分と仲良くないのは、自分のことをよく知らないからかもしれない。

であれば、まず、「知ること」からはじめてみるのはひとつの手ではないだろうか。

そこには、きっとまだあなたが知らない「意味」があるかもしれないから。

知識は、世界を広げる礎になる。

相手が抱えている事情や背景、苦悩がわかると、それに配慮した行動が取りやすくなる。それを「わたし」という人に対して応用すれば、自分にも「やさしく」なれるかもしれない。


もしそうなってくれたら、どんなにうれしいことだろうか。

あるいは、どんなにうれしいことだったろうか。


いろいろな人の顔を思い浮かべながら、ささやかに願っている。

ここまで読んでいただいて、ありがとうございました。

鈴木 裕介

参考文献

『解離の病理：自己・世界・時代』
編：柴山雅俊（岩崎学術出版社）
『解離：若年期における病理と治療 新装版』
著：フランク・W・パトナム、訳：中井久夫（みすず書房）
『身体に閉じ込められたトラウマ：ソマティック・エクスペリエンシングによる最新のトラウマ・ケア』
著：ピーター・A・ラヴィーン、訳：池島良子、西村もゆ子、福井義一・牧野有可里（星和書店）
『感じる脳：情動と感情の脳科学 よみがえるスピノザ』
著：アントニオ・R・ダマシオ、訳：田中三彦（ダイヤモンド社）
『構造的解離：慢性外傷の理解と治療 上巻（基本概念編）』
著：オノ・ヴァンデアハート、エラート・R・S・ナイエンフュイス、キャシー・スティール、監訳：野間俊一、岡野憲一郎（星和書店）
『ザ・ママの研究（よりみちパン！セ：56）』
著：信田さよ子（理論社）
『実践トラウマインフォームドケア：さまざまな領域での展開』
編：亀岡智美（日本評論社）
『自我状態療法：理論と実践』
著：ジョン・G・ワトキンス、ヘレン・H・ワトキンス、監訳：福井義一、福島裕人、田中究（金剛出版）
『ちひろさん』
著：安田弘之（秋田書店）
『トラウマインフォームドケア“問題行動”を捉えなおす援助の視点』
著：野坂祐子（日本評論社）
『トラウマと記憶：脳・身体に刻まれた過去からの回復』
著：ピーター・A・ラヴィーン、訳：花丘ちぐさ（春秋社）
『トラウマによる解離からの回復：断片化された「わたしたち」を癒す』
著：ジェニーナ・フィッシャー、訳：浅井咲子（国書刊行会）
『恥（シェイム）…生きづらさの根っこにあるもの（アスクセレクション：2）』
監修：岩壁茂（アスク・ヒューマン・ケア）
『発達性トラウマ障害と複雑性PTSDの治療』
著：杉山登志郎（誠信書房）
『複雑性PTSD：生き残ることから生き抜くことへ』
著：ピート・ウォーカー、訳：牧野有可里・池島良子（星和書店）
『「ポリヴェーガル理論」を読む：からだ・こころ・社会』
著：津田真人（星和書店）

『メンタライゼーションでガイドする外傷的育ちの克服：〈心を見わたす心〉と〈自他境界の感覚〉をはぐくむアプローチ』
著：崔炯仁（星和書店）

『もしも「死にたい」と言われたら：自殺リスクの評価と対応』
著：松本俊彦（中外医学社）

『ユング心理学入門　新装版』
著：河合隼雄（培風館）

『ROOKIES』
著：森田まさのり（集英社）

『USPT入門解離性障害の新しい治療法：タッピングによる潜在意識下人格の統合』
監修：USPT研究会、編著：新谷宏伸、十寺智子、小栗康平（星和書店）

野間俊一『現代の解離症理解』精神療法　47巻1号（2021）

橋本朋広『解離の諸類型間の関係に関する考察』大阪府立大学大学院人間社会システム科学研究科心理臨床センター紀要 10巻（2017）

ゲーム『ペルソナ4』（アトラス）

テレビアニメ『輪るピングドラム』
監：幾原邦彦

『社交不安障害（社交不安症）の認知行動療法マニュアル（治療者用）』厚生労働省

STAFF

監修	大友理恵子
デザイン	岩永香穂（MOAI）
カバーイラスト・マンガ	福々ちえ
本文イラスト原案	大久保佳奈
本文イラスト	さくら
DTP	G-clef
校正	麦秋アートセンター
編集協力	岡本実希
編集	小向佳乃

がんばることをやめられない

コントロールできない感情《かんじょう》と「トラウマ」の関係《かんけい》

2023年10月2日　初版発行

著者　鈴木《すずき》 裕介《ゆうすけ》
発行者　山下 直久
発行　株式会社KADOKAWA
〒102-8177　東京都千代田区富士見2-13-3
電話 0570-002-301（ナビダイヤル）
印刷所　大日本印刷株式会社
製本所　大日本印刷株式会社

●お問い合わせ
https://www.kadokawa.co.jp/（「お問い合わせ」へお進みください）
※内容によっては、お答えできない場合があります。
※サポートは日本国内のみとさせていただきます。
※Japanese text only
定価はカバーに表示してあります。

ISBN 978-4-04-897507-0　C0095